大国医经典医案赏析系列（第二辑）

徐灵胎经典医案赏析

总主编　吴少祯　李家庚

主　编　李家庚　樊　讯

中国健康传媒集团
中国医药科技出版社

内 容 提 要

　　徐大椿（1693～1771 年），又名大业，字灵胎，晚年自号洄溪老人，江苏吴江人，清代雍乾年间著名医学大家。

　　本书精选徐灵胎《洄溪医案》中医案 200 余则，并在每一则病案的后面用赏析的方式对该案例的证候表现、用药特点、治疗思路等进行解析。可读性强，能启迪后学，为当今中医临床提供参考和借鉴。

图书在版编目（CIP）数据

　　徐灵胎经典医案赏析 / 李家庚，樊讯主编. —北京：中国医药科技出版社，2019.7
（大国医经典医案赏析系列. 第二辑）
　　ISBN 978-7-5214-1187-4

　　Ⅰ. ①徐… Ⅱ. ①李… ②樊… Ⅲ. ①医案–汇编–中国–清代
Ⅳ. ①R249.49

　　中国版本图书馆 CIP 数据核字（2019）第 093471 号

美术编辑　陈君杞
版式设计　易维鑫

出版　**中国健康传媒集团** ｜ 中国医药科技出版社
地址　北京市海淀区文慧园北路甲 22 号
邮编　100082
电话　发行：010-62227427　邮购：010-62236938
网址　www.cmstp.com
规格　710×1000mm ¹⁄₁₆
印张　14
字数　187 千字
版次　2019 年 7 月第 1 版
印次　2023 年 5 月第 2 次印刷
印刷　三河市万龙印装有限公司
经销　全国各地新华书店
书号　ISBN 978-7-5214-1187-4
定价　**35.00 元**

获取新书信息、投稿、为图书纠错，请扫码联系我们。

《徐灵胎经典医案赏析》

编 委 会

编者的话

徐大椿（1693～1771 年），又名大业，字灵胎，晚年自号洄溪老人，江苏吴江人，清代雍乾年间著名医学大家。为了更好地发掘、传承祖国医学宝贵遗产，探究徐灵胎诊治疾病的思路与经验，为广大中医工作者临床辨治疾病提供有益参考和借鉴，特编写《徐灵胎医案赏析》一书。本书所选医案来自其所撰写的《洄溪医案》。

《洄溪医案》一卷，为灵胎晚年撰著，约成书于乾隆二十四年（公元 1759 年），当时未即刊行。尔后由其弟子金复村珍藏，后浙江名医王士雄（孟英）见得该书抄本，观后十分赞赏，遂对原书进行校对编次附按，于灵胎身后 85 年（1855 年）首次刊刻问世。从医案数量和内容看，《洄溪医案》当是灵胎考究生平得意之案并汇抄而成，以备自励赏玩，而非其医案全集。书中分中风、恶风、周痹、痱、伤寒等 56 种病证，共记载了 93 则医案（另：本书据王孟英《归砚录》所载，增补原书中所漏"饮癖"案一例，共 94 案）：全书病证 56 种，涉及内科杂病、时病、妇人病、小儿病、外科病，每案详述患者姓氏、居里、病因、病证及治则方药，辨证明晰，治法灵活多变，随证而施，有不少独到的临床见解。王孟英按语，或提示关键，或分析医理，或附个人验案，与原案相得益彰，可加深对原案的认识，读案时不可忽略。

本书虽刊行较晚，但后世流传较广，刊本众多。现在主要版本有：清·咸丰五年刻本、咸丰七年海昌蒋氏衍芬草堂刻本、同治三年彭氏刻本、光绪十五年湖北官书处刻本等。本书以咸丰七年蒋氏衍芬草堂校刻本为底本，个别文字错讹处，以湖北官书处刻本校改，并旁参王孟英《归砚录》集古阁石印本，进行校注及赏析。

为便于评述及读者检阅，将每则医案编以序号；对医案中较难的字词，在案后列【注释】进行注解；【赏析】部分，力求言简意赅，条理清晰，阐释辨治思路，概括其临证经验，总结其学术思想。由于编者水平有限，不当或错误之处在所难免，恳请广大读者批评指正。

编　者
2018 年 10 月

目　录

中 风

案1 金氏中风口眼斜，祛风痰火三剂愈

葑门[1]金姓，早立门首[2]，卒遇恶风，口眼歪邪[3]，噤[4]不能言。医用人参、桂、附诸品，此近日时医治风证不祧[5]之方也。趣[6]余视之，其形如尸，面赤气粗，目瞪脉大，处以祛风消痰清火之剂。其家许以重赀[7]，留数日。余曰：我非行道[8]之人，可赀取[9]也。固请，余曰：与其误药以死，莫若服此三剂，醒而能食，不服药可也。后月余，至余家拜谢。问之，果服三剂而起，竟不敢服他药。惟腿膝未健，手臂犹麻，为立膏方而全愈[10]。此正《内经》所谓虚邪贼风也，以辛热刚燥治之固非，以补阴滋腻治之亦谬，治以辛凉，佐以甘温[11]，《内经》有明训也。

【注释】

[1] 葑（fēng）门：即今江苏苏州城东南。

[2] 门首：即门前、门口。

[3] 歪（wāi）邪：邪，古同"斜"。歪邪，即歪斜。

[4] 噤（jìn）：闭口不说话。

[5] 不祧（tiāo）：一种古代庙制。古时要把世次过远的祖先神主，陆续迁于太祖庙合祭，称为"祧"，只有创业的始祖是永不迁移的，称为"不祧"。后比喻永久不废之意。

[6] 趣：通"促"。催促；督促。

[7] 赀（zī）：假借为"资"。财货。

[8] 行（háng）道：北方方言，指行业。徐氏博学多才，在水利、音律、文学等方面颇多建树，并非专职医生。

[9] 货取：以财货收买。语出《孟子·公孙丑下》："若于齐，则未有处也。无处而馈之，是货之也。焉有君子而可以货取乎？"

[10] 全愈：亦作"痊愈"，疾病治好。

[11] 治以辛凉，佐以甘温：语出《素问·至真要大论》，原文为"风淫于内，治以辛凉，佐以苦（甘），以甘缓之，以辛散之"。

【赏析】

患者清晨出门，感受风邪，而出现口眼歪斜，语言不利之症，显为外感风邪，入中经络。其形如尸，神志昏迷，为病邪已由经入脏腑；面赤气粗，目瞪脉大，此为实证、热证，属风痰阻络，从阳化热，痰热闭阻经络。当祛风清热，化痰通络。此类患者不可妄用人参、肉桂、附子之类的温补之品，否则助热伤阴，痰热更甚，壅塞经络，易酿生变证。后果服三剂而起。然此证属本虚标实，风火痰热等实邪虽去，但本虚仍在，见"腿膝未健，手臂犹麻"之症，为经络空虚，气血不足，筋脉失养，故用膏方调理善后。

徐氏对于中风，善用续命汤，反对滥用温补。他认为，"名曰中风，则其病属风可知。既为风病，则主病之方，必以治风为本。……盖以风入经络，则内风与外风相煽，以致痰火一时壅塞，惟宜先驱其风，继清痰火，而后调其气血，则经脉可以渐通"（《医学源流论·中风》），而不可纯用桂附之类温补，升腾阳气，亦不可单用归、地等补阴滋腻而固闭邪气。治疗上徐氏遵从《内经》中"风淫于内，治以辛凉，佐以苦（甘）"的理论。盖风为木性属阳，易化热，辛味属金而能克木，凉可制热，故治以辛凉；然过于辛散又恐伤其气，故佐在苦甘，以苦属火而能胜辛，甘可缓急益气。具体到本案，徐氏在此理论上，结合自己的体会与临床实际，治以祛风消痰清火。

在徐灵胎所生活的清初，明代"温补派"学术思想广泛流传，许多目光短浅的医生，不加辨别地滥用这一理论，认为每病都是"邪之所凑，其气必虚"，习用人参、附子、干姜、白术、熟地、鹿茸等辛热峻补之品，徐氏对此据理力争，如在《医学源流论·中风》中指出，不辨虚实地纯用温补以治病是助盗留邪，"惟其正虚而邪凑，尤当急驱其邪以卫其正，若更补其邪气，则正气益不能支矣"，如不先祛邪，"纯补温热之品，将风火痰气，尽行补住，轻者为重，重则即死。或有元气未伤，而感邪浅者，亦必迁延时日，以成偏枯永废之人"，"邪气补住，则永不复出，重则即死，轻则迁延变证"（《医学源流论·补剂》）。因病人常喜补恶攻，这种反对滥用温补的思想目前依然值得临床医生们重视。

案2　王公中风痰热证，不宜参附用续命

运使[1]王公叙揆，自长芦[2]罢官归里，每向余言，手足麻木而痰多。余谓：公体本丰腴[3]，又善饮啖，痰流经脉，宜撙节[4]为妙。一日忽昏厥遗尿，口噤手拳，痰声如锯，皆属危证。医者进参、附、熟地等药，煎成未服。余诊其脉，洪大有力，面赤气粗，此乃痰火充实，诸窍皆闭，服参附立毙矣。以小续命汤去桂附，加生军一钱，为末，假称他药纳之，恐旁人之疑骇也。戚党[5]莫不哗然，太夫人[6]素信余，力主服余药。三剂而有声，五剂而能言，然后以消痰养血之药调之，一月后步履如初。

【注释】

[1] 运使：古代官名，为国家主管运输事务的中央或地方官职。水陆运使、转运使、盐运使等的简称。

[2] 长芦：为古县名，在今河北沧州市西。长芦盐场是我国四大盐场之一，位于渤海岸。

[3] 丰腴（yú）：腴，腹下的肥肉。丰腴，形容人体态丰满，肥胖。

[4] 撙（zǔ）节：撙，裁减。撙节，约束、抑制之意。

[5] 戚党：亲戚，亲友。

[6] 太夫人：汉制列侯之母称太夫人，后来凡官僚豪绅的母亲不论在世与否，均称太夫人。

【赏析】

本案王运使平素体胖而痰多，善饮啖，能吃能喝，此属痰湿体质，加之长期在长芦盐场生活工作，饮食方面不免偏咸，既已罢官，非为高年即是仕途受阻，

情志不畅，此皆为高血压和中风的危险因素，其自觉"手足麻木而痰多"为中风先兆。如元·罗天益《卫生宝鉴》言："凡人初觉大指、次指麻木不仁或不用者，三年内必有大风之疾也。"此时宜从饮食、生活、情志等方面调养，积极预防中风。然王公未能及时防治导致中风的发生。

其昏厥遗尿，神志不清，为病在脏腑；言治后一月步履如初，病初发当有半身不遂、脉洪大有力、面赤气粗、痰声如锯，为痰火内盛；口噤不语、手握成拳，为闭证；从徐氏处方中加生大黄，当知有腑实不通之症；此为风火痰热之邪，流窜经络脏腑，邪实内闭；然其遗尿又属脱证。综合言之，此证本虚标实，外闭内脱，然以邪实为主，治当祛邪为先。前医不审，一见遗尿，便谓正气欲脱，欲进参、附、熟地等药，此误也。实则临床上闭证与脱证可互相转化，又可同时并见。医生须全面分析，掌握标本缓急，权衡主次。

徐氏对于中风，主张应根据有邪无邪来论治。有邪则在扶助正气的前提下，祛风除邪；无邪则应救本扶正，尤善用小续命汤化裁。小续命汤出于《备急千金要方》，被誉为六经中风之通剂。由桂枝、麻黄、杏仁、防风、附子、人参、川芎、白芍、黄芩、防己、甘草组成，用时与姜、枣同煎，可益气养血，祛风扶正。本案痰热为主，故去桂、附温热之品，借其辛香开窍之力，更加生大黄以泻热通腑，攻泻积热痰火。痰清火降，气道通畅，清窍得开。参以养血之品，涵木柔肝，亦寓"治风先治血，血行风自灭"之意。

案3　酒客刘氏四旬病，调理月余竟永年

张由巷刘松岑，素好饮，后结酒友数人，终年聚饮[1]，余戒之不止。时年才四十，除夕向店沽酒[2]，秤银手振，秤坠而身亦仆地，口噤不知人，急扶归。岁朝[3]，遣人邀余，与以至宝丹数粒，嘱其勿服他药，恐医者知其酒客[4]，又新纳宠，必用温补也。初五至其家，竟未服药，诊其脉弦滑洪大，半身不遂，口强流涎，乃湿痰注经传腑之证。余用豁痰驱湿之品调之，月余而起。一手一足，不能如旧，言语始终艰涩。初无子，病愈后，连举[5]子女皆成立，至七十三岁而卒。

谁谓中风之人不能永年[6]耶？凡病在经络筋骨，此为形体之病，能延岁月，不能除根。若求全愈，过用重剂，必至伤身。富贵之人闻此等说，不但不信，且触其怒，于是谄谀[7]之人，群进温补，无不死者，终无一人悔悟也。

【注释】

[1] 聚饮：聚集在一起喝酒取乐。

[2] 沽（gū）酒：买酒。

[3] 岁朝（zhāo）：元旦，阴历正月初一。如《后汉书·周磐传》："岁朝会集诸生，讲论终日。"李贤注："岁朝，岁旦。"

[4] 酒客：指嗜酒的人。

[5] 举：生育，抚养。

[6] 永年：长寿。如《尚书·毕命》："资富能训，惟以永年。"

[7] 谄谀（chǎn yú）：谄媚阿谀。

【赏析】

本案中风与嗜酒有关。酒者，少饮活血养生，多饮则生痰热之邪而伤身，如《本草纲目》中言"少饮则和血行气，壮神御寒，遣兴消愁，辟邪逐秽，暖水脏，行药势。过饮则伤神耗血，损胃烁精，动火生痰，发怒助欲，致生湿热诸病。"故长期饮酒的"酒客"，多为湿热体质。又因酒"用为向导，可以通行一身之表，引药至极高"（《本草纲目》），这样痰热内蕴，阳化风动，酒引上行，加之脏腑功能失调，上盛下虚，气血逆乱，则易发为中风。现代研究也发现：饮酒可使血压升高，促使脑动脉硬化形成；在中风患者中，长期大量饮酒者，发病率是一般人的2～3倍。本案患者刘某，"终年聚饮"，连除夕当日还要去买酒，可见其嗜酒非同一般。所以在年仅四十岁时便出现了中风。其症状与《金匮要略·中风历节病脉证并治》中"邪在于络，肌肤不仁；邪在于经，即重不胜；邪入于腑，即不识人；邪入于脏，舌即难言，口吐涎"的描述一致。根据其"口噤不知人"等症状及徐氏所用之至宝丹不难诊断，其证应属中脏腑之阳闭证。

至宝丹由犀角、朱砂、牛黄、麝香等药组成，功能清热开窍，化浊解毒，适用于痰热内闭心包之神昏谵语，身热烦躁，痰盛气粗，舌绛苔黄厚腻者；亦治中风、中暑、小儿惊厥属痰热内闭者。该方长于化浊开窍，与阳闭之中风甚为合拍。可患者似乎觉得大年初一就吃药不太好，拖到初五仍未服，错过最佳治疗时机，以致病情加重。"注经传腑"，出现"半身不遂，口强流涎"等症，其脉"弦滑洪大"亦主病进。正如朱丹溪所言："脉，血之所为，属阴；大，洪之别名，火之象，属阳。其病得之于内伤者，阴虚为阳所乘，故脉大当作虚治之；其病得之于外伤者，邪客于经，脉亦大，当作邪胜治之。合二者而观之，皆病证方长之势也，谓之病进"（《格致余论·脉大必病进论》）。此时"药力较缓"之丸药已不能取效，遂改用"豁痰祛湿"的汤剂进行治疗，而且时间长达月余，但还是留下了"一手一足，不能如旧，言语始终艰涩"的后遗症。案中未言具体方药，当为温胆汤合羚角、钩藤、瓜蒌之类。

现代医学也认为，中风的抢救就是在跟时间赛跑，争分夺秒，越早越好。尤其缺血性脑卒中患者是血栓堵塞血管引起病变，尽快使血管再通是合理的治疗方法。溶栓治疗是利用药物将堵塞血管的栓子溶解，重新疏通血管恢复大脑血液供应的疗法，是目前国际公认的脑卒中梗塞患者的首选疗法。该疗法疗效显著，不仅能够实现完全康复，不留下任何中风后遗症，还能大大减少患者治疗费用和治疗周期。但溶栓治疗有着严格的治疗时间窗，即发生中风后，患者要在 3 小时内紧急送往医院进行溶栓急救，最迟不得超过 6 小时，否则致残率、致死率将成倍提高。因为急性缺血性脑卒中患者每分钟毁损的神经元数量为 190 万，理论上缺血 3-4.5 小时内是溶栓的黄金时间，受损的神经元可以完全恢复，4.5 至 6 小时部分可恢复，能有效降低致残率，缺血超过 6 小时，受损的神经元就彻底死亡无法挽救而出现各种后遗症。

灵胎对患者病后"能延岁月，不能除根"的判断是符合患者病情实际的科学结论，对患者带病延年起到了积极的作用。此次发生在除夕的中风，虽然不幸，但"塞翁失马，焉知非福"，却使患者正确认识到了自己身体的情况，此后积极养生保健，生活规律，才有病愈后的生子，"至七十三岁而卒"的良好结局。这也提示医生和患者，带病延年，积极调养，也不失为一种好的治疗方式。张景岳曾说："先天之强者不可恃，恃则并失其强矣；后天之弱者当知慎，慎则人能胜天矣"（《传忠录·先天后天论》)。说明只要把握一个"慎"字，胜天而长寿并不是难事。一者，带病者更能体会养生的重要性，更懂得"欲要取之，必先予之"的道理，并且善于学习正确的养生知识，修生养息，适可而止，持之以恒。其次，他们更注重饮食调养，吃得谨慎、科学，以避免诸多因素对身体的伤害，如此能使得生命之水长流。第三，由于他们的身体虚弱，所以才更能体会"巧者有余，拙者不足"的道理，他们更能不急不躁，不做力不从心的事情；他们对天气变化会更加敏感，更能及时作出防范，保持从容、认真的生活态度，从而达到细水长流、延年益寿的长寿目标。

案4　汪氏之母排众议，小续命汤百日痊

西门外汪姓，新正[1]出门，遇友于途，一揖而仆，口噤目闭，四肢瘫痪，舁[2]归，不省人事，医亦用人参、熟地等药。其母前年曾抱危疾，余为之治愈，故信[3]余，求救。余曰：此所谓虚邪贼风也，以小续命汤加减。医者骇，谓壮年得此，必大虚之证，岂可用猛剂？其母排众议而服之。隔日再往，手揽余衣，两足踏地，欲作叩头势。余曰：欲谢余乎？亟[4]点首，余止之。复作垂涕感恩状，余慰之，且谓其母曰：风毒深入，舌本坚硬，病虽愈，言语不能骤出，毋惊恐而误投温补也。果月余而后能言，百日乃痊。

【注释】

[1] 新正：农历新年正月。

[2] 舁（yú）：共同抬东西。

[3] 信：相信，信任。

[4] 亟（jí）：急切。

【赏析】

患者发病见"口噤目闭、四肢瘫痪、不省人事"不难判断为"中风·中脏腑之闭证"，徐氏诊为"风毒深入"。其症"四肢瘫痪"，但结合隔日即可"两足踏地，欲作叩头势"来看，应为当时医学发展及体格检查所限，加之患者昏迷，恐仅为

一侧之不遂尔。仍仿前之案2用小续命汤加减，以祛风通络，益气养血，扶正祛邪。果然一服而效。

当然，治疗中风，有了正确的治疗方法，还需要一定的时间方能取得满意疗效。中风为现代人类健康的三大杀手之一，致残率、致死率均较高，不可能一两天就恢复。对于中风的康复，前三个月是"黄金时间"，部分患者配合康复护理可完全恢复，本案患者即是"月余而后能言，百日乃痊"。

本案又是一例过年时发病的中风，这种情况并不少见，每年过年期间医院心脑血管病发病率就会明显升高。一是春节前后气候较冷，脑血管遇冷收缩，压力增高，容易发生痉挛及破裂现象；二是春节期间串亲访友，身体比较疲劳，抵抗力降低；三是春节期间许多人大摆宴席，迎亲待客，过食肥甘，大鱼大肉，过量饮酒，使血脂、血压升高，血管弹性降低，容易使心脑血管发生堵塞或破裂出血等。可见，佳节虽好，但切记健康，勿乐极生悲。

案5　六旬席氏患风痹，平淡调养保十年

东山席以万，年六十余，患风痹[1]，时医[2]总投温补，幸不至如近日之重用参、附，病尚未剧。余诊之，脉洪而气旺，此元气强实之体，而痰火充盛耳。清火消痰以治标，养血顺气以治本。然经络之痰，无全愈之理，于寿命无伤，十年可延也。以平淡之方，随时增损，调养数载，年七十余始卒。此所谓人实证实，养正驱邪，以调和之，自可永年。重药伤正，速之死耳。

【注释】

[1]风痹：指由中风或风痰痹阻经络引起偏瘫、肢体麻木之证，非指风寒湿邪侵犯，以肢体疼痛游走不定或麻木为特征的行痹证。

[2]时医：指迎合时尚，学验不丰的医生。

【赏析】

本案所言之"风痹"，并非痹证，实为中风，临床上当首辨寒热虚实。虚乃气虚、血虚、肝肾虚，实为肝风、痰浊、痰火。患者年过六旬，正气不足，气血衰

弱，络脉空虚，风邪得以乘虚入中经络。徐氏又见洪大而实之脉，气旺而强实之体，认定为痰火充盛之疾。推测患者当伴有面赤气粗、咳嗽多痰、舌红苔黄腻等症，故投清火消痰治其标，养血顺气治其本，是审证求因，有的放矢之举。前人认为，中风之疾常由气虚或肝风内动而发，然而丹溪所言的由痰火致中者亦不少见。审视本证，既有痰火见证又有风阳见证，此本虚标实之证，气血亏虚兼风火痰瘀阻络，不可纯用补益，尤忌温补化热助湿。只宜"平淡之方"平调缓图。可用羚角钩藤汤、礞石滚痰丸、龙胆泻肝汤、清气化痰丸等方，药如龙胆、栀子、钩藤、丹皮、桑白皮、黄芩之类清热；二陈、胆星、竹沥、浙贝、瓜蒌、枳壳等类化痰理气，再配当归、生地、赤白芍等类养血，"调养数载"。徐氏对患者"经络之痰，无全愈之理"，"十年可延"的判断，足证灵胎辨证准确，学验俱丰。

案6　聚会静叔突卒中，至宝灌下明日起

叔子静，素无疾。一日，余集亲友小酌[1]，叔亦在座，吃饭至第二碗仅半，头忽垂，箸[2]亦落。同座问曰：醉耶？不应。又问：骨哽[3]耶？亦不应。细视之，目闭而口流涎，群起扶之别座，则颈已歪，脉已绝，痰声起，不知人矣。亟取至宝丹灌之，始不受，再灌而咽下。少顷开目，问扶者曰：此何地也？因告之故。曰：我欲归。扶之坐舆[4]内以归，处以驱风消痰安神之品，明日已能起，惟软弱无力耳。以后亦不复发。此总名卒中，亦有食厥，亦有痰厥，亦有气厥。病因不同，如药不预备，则一时气不能纳，经络闭塞，周时[5]而死。如更以参、附等药助火助痰，则无一生者。及其死也，则以为病本不治，非温补之误，举世皆然也。

雄按：《资生经》[6]云：有人忽觉心腹中热甚，或曰：此中风之候，与治风药而风不作。夷陵[7]某太守，夏间忽患热甚，乃以水洒地，设簟[8]卧其上，令人扇之，次日忽患中风而卒。人但咎[9]其卧水簟而用扇也。暨[10]见一澧阳[11]老妇，见证与太守同，因服小续命汤而愈。合而观之，乃知中风由心腹中多大热而作也。徐氏之论，正与此合。《易》曰：风自火出[12]。谚云：热极生风。何世人之不悟耶？若可用参、附等药者，乃脱证治法，不可误施于闭证也。

【注释】

[1] 小酌（zhuó）：随便的饮宴。

[2] 箸（zhù）：筷子。

[3] 哽（gěng）：食物阻塞在喉不能下咽。

[4] 舆（yú）：指古代的交通工具，车或轿子，尤指马车。

[5] 周时：一昼夜 24 小时。

[6] 资生经：指《针灸资生经》，共七卷。宋·王执中撰，刊于 1220 年。

[7] 夷陵：楚先王的坟墓，在今湖北宜昌县东。

[8] 簟（diàn）：竹席。

[9] 咎（jiù）：责备，怪罪或处分，追究罪过。如：既往不咎。

[10] 暨：直到某时。

[11] 澧（lǐ）阳：今湖南澧县，位于湖南省北部。

[12] 风自火出：出自《易经》64 卦中的第 37 卦《家人卦》，《象》曰："风自火出，家人。君子以言有物而行有恒。"《家人卦》的卦象是☲☴，离（☲）下巽（☴）上，下离为火，上巽为风为木，木生火，火动热气上升则风烟生，外面的风烟出自里面的火，形容一切事情必以内在为本，然后延伸于外，这是家人卦之象。取法于此，君子说话要有事实根据，行动要持之以恒。本句借用之以说明体内阴虚有热，阴虚阳亢，阳化风动，发为中风之证的病机。

【赏析】

本案中的灵胎之叔子静，在亲友聚会小酌时突然发病，出现不知人，头垂箸落，口流涎，当为中风病之在脏腑（因普通之昏厥不致出现"口流涎"）；根据"脉已绝，痰声起"，其证当属痰热郁闭心包，神闭风动。至宝丹长于化浊开窍醒神，立即灌下，治疗及时，"少顷"即清醒。继用小续命汤合温胆汤等祛风消痰安神之品，终获佳效，"以后亦不复发"。

本案治疗获效的一个重要因素在于：救治正确及时，发病后立即灌服至宝丹，又配合汤药。故灵胎在案中亦强调要预备一些家庭急救药，此事虽小，性命攸关，切莫轻视。现今许多家庭中的"急救小药箱"，和老人常备的硝酸甘油、速效救心丸即属此类。"如药不预备"，则经络闭塞，元气不通，轻则肢体废不能用，重则五脏失养，阴阳不相维系，"周时而死"，这与现代医学强调卒中治疗的黄金时间吻合。如错过抢救时机，则康复期延长，多留有后遗症，甚至死亡。当然正确治疗是最关键的。灵胎在案中总结中也说到，本病（阳闭）当审病求因，辨别属食、属痰还是属气，而分别采用消食（或涌吐）、化痰、理气等法，尤忌参、附等温补药"助火助痰"，火上浇油。

　　案后王孟英的按语，更举三例以说明中风若伴见"忽觉心腹中热甚"，为风火痰热之邪内闭，不可以为肢体乏力或半身不遂便认为虚证而滥用温补，亦不可见热而以为实证而妄用清热攻伐。当用小续命汤化裁祛风通络，清热化痰。《资生经》案例与老妇案以此法治之则安，夏太守误治则死。

中风小结

中风的病因病机，唐宋以前多从外风立论，认为中风发病乃脏腑经络空虚，加之感受外风，风邪袭入，痹阻经络气血，肌肤失于荣养，以致肢体运动不利而成，治疗多以扶正补虚，祛风解表为主，方用《千金方》之小续命汤、《素问病机气宜保命集》之大秦艽汤。金元时期，始从内风立论。明清之际，受温补学派影响，多从温补立论。

徐氏学宗汉唐，多从虚邪贼风立论，认为中风多因风邪入于经络，以致内风与外风相煽，并使痰火一时壅塞，因而卒然发病。他指出："凡久病属虚，骤病属实，所谓虚者，谓正虚也，所谓实者，谓邪实也""中风乃暴急之症，其为实邪无疑。天下未有行动如常，忽然大虚而昏仆者，岂可不以实邪治之哉？"（《医学源流论》）。当然徐氏论中风为实邪也并非无视正虚这一因素，他也认为"其中或有属阴虚、阳虚、感热、感寒之别"。但徐氏总的认为中风病实证多而虚证少，纯实纯虚则尤少见。

在治疗上主张慎用温补剂，力矫动辄用温补之弊。徐氏驳斥某些医家泥滞经文，执《内经》"邪之所凑，其气必虚"为使用补剂作依据，而滥用参附温补之品。徐氏对此指出"气虚固当补矣，所凑之邪不当去耶？"（《慎疾刍言》)，"今人一见中风等证，即有人参、熟地、附子、肉桂等纯补温热之品，将风火痰气，尽行补住，轻者变重，重者即死"。中风属于标实本虚之证，以标实为主。治疗"尤当急驱其邪，以卫其正。若更补其邪气，则正气益不能支矣。即使正气全虚，不能托邪于外，亦宜于驱风药中，少加扶正之品，以助驱邪之力，从未有纯用温补者。譬之盗贼入室，定当先驱盗贼，而后固其墙垣，未有盗贼未去，而先固其墙垣者"。徐氏的主要治疗原则为"先驱其风，继清痰火，而后调其气血"。治疗时，阳闭者先用至宝丹辛凉开窍，苏神解毒以治其标，而后用豁痰驱湿之品以治其根本，可谓辨证准确，用药精纯，如案3、案6；若非闭证，则以小续命汤或温胆汤之类方药化裁，如案2、案4均用小续命汤为主，外散内清；案1、案6虽未出方，亦不远矣。

此外，灵胎还根据南北之殊，患者体质不同提出："中风，北人多属寒，宜散寒；南人多属火，宜清火，而祛风消痰，则南北尽同"（《慎疾刍言》）。并告诫人们，刘完素的地黄饮子并非治疗中风的方剂，而是治疗少阴气厥不至、舌喑足痿的痱证，乃纯虚无邪，看似中风，实则与风寒痰火之中风正相反。倘若病人内有风痰气火，而用地黄饮子之类温热之品，则势必会犯实实之戒，闭门留寇，使轻者变重，重者致毙。

恶 风

案7 穆公廿年后发病，牙紧不开用外治

湖州[1]副总戎[2]穆公延弼，气体极壮，忽患牙紧不开，不能饮食，绝粒[3]者五日矣。延余治之，晋接[4]如常，惟呼饥耳。余启视其齿，上下止开一细缝，抚其两颊，皮坚如革。细审病情，莫解其故。因问曰：此为恶风所吹，公曾受恶风否？曰：无之。既而恍然曰：诚哉！二十年前曾随围[5]口外[6]，卧帐房中，夜半怪风大作，帐房拔去，卒死者三人，我其一也。灌以热水，二人生而一人死。我初醒，口不能言者二日，岂至今复发乎？余曰：然。乃戏曰：凡治皮之工，皮坚则消之。我今欲用药消公之颊皮也。乃以蜈蚣头、蝎子尾及朴硝、硼砂、冰、麝等药擦其内，又以大黄、牙皂、川乌、桂心等药涂其外，如有痰涎，则吐出。明晨余卧未起，公启户[7]曰：真神仙也，早已食粥数碗矣。遂进以驱风养血膏而愈。盖邪之中人深，则伏于脏腑骨脉之中。精气旺，则不发。至血气既衰，或有所感触，虽数十年之久，亦有复发者。不论内外之证尽然[8]，亦所当知也。

雄按： 皮肤顽痹，非外治不为功。此因其坚如革，故多用毒烈之品。

【注释】

[1] 湖州：位于现浙江省北部。

[2] 总戎：统管军事，统率军队。亦用作某种武职的别称。清时称总兵为总戎。

[3] 绝粒：指不吃不喝，断绝饮食。

[4] 晋接：接见。

[5] 围：防守。《说文》："围，守也。"

[6] 口外：口，指长城的关口。口外，指长城以北的地区。亦指关外。

[7] 户：指门。其为象形学，象门（門）字的一半。本义指单扇门。《说文》："户，半门曰户。"《字书》："一扇曰户，两扇曰门。又在于堂室东曰户，在于宅区域曰门。"

[8] 尽然：全是这样，全都如此。

【赏析】

本案患者穆公为副总兵，军人出身，平素体质较好，突然发病，实证居多。不能进食五日后，神志、食欲正常，说明病非在内而在外，非在脏腑而在经络。牙紧不开，两颊皮肤坚硬如革，未见热象，正如《素问·至真要大论》病机十九条中所言："诸暴强直，皆属于风"，故徐氏断为"恶风"。患者经提示后方记起20年前曾经历大风，并受惊不浅。惊则气乱，恐能伤肾，加之当年驻军于外，条件有限，未能得到较好的善后调理，邪气则深伏于体内"脏腑骨脉之中"。患者年轻时体质好，正气强，气血旺盛则不发病；20年后年龄增大，气血渐衰，正如《素问·上古天真论》所言："男子五八，肾气衰，发堕齿槁"，则发病矣。治疗上，急则治其标，先内擦外涂，以祛风涤痰通络，解决其两颊皮坚，无法饮食的问题；"缓则治其本"，穆公受风20年后发病的根本原因在于年事渐高气血衰弱，故后以驱风养血膏善后调理。

灵胎此案所用治风之法，与通常方法不同，纯为外治。徐氏向来注重外治，曾言"外科之法，最重外治"（《医学源流论》）。与内治法相比，外治法可以直接到达病变部位，能达到内服药不能起到的效果，同时还可避免药物对脾胃的损伤。药用蜈蚣、全蝎搜风剔络，祛风除湿。《医学衷中参西录》言："蜈蚣，走窜之力最速，内而脏腑，外而经络，凡气血凝聚之处皆能开之……"蜈蚣性急善行，味辛祛风，气温散寒，系透达关节，走窜筋骨，搜剔经隧络道之要药。全蝎熄风镇痉，解疮肿毒，走窜经络，祛风化痰。《本草纲目》言其"足厥阴经药也，故治厥阴诸病，诸风掉眩，搐搦……皆属厥阴风木。故东垣李杲云：'凡……皆属于风。蝎乃治风要药，俱宜加而用之'。"《本草求真》："全蝎，专入肝祛风，凡小儿胎风发搐，大人半边不遂，口眼歪斜，语言蹇涩，手足搐搦，……皆因外风内客，无不用之。"二药相配，相得益彰，上通肩臂，下行足膝，外达经络，内走筋骨，风可祛，湿可除，寒可散，瘀可破，痰可化，经络可通。朴硝、硼砂、冰片清热消肿解毒。麝香芳香走窜，能通达十二经，善通全身诸窍，为开窍之要药，《本草纲目》言其"走窜，能通诸窍之不利，开经络之壅遏，若诸风、诸气……经络壅闭，孔窍不利者，安得不用为引导以开之、通之耶"，伍以芳香走窜之冰片，其效更著。诸药内擦还有部分内用之功，硼砂清肺化痰，朴硝润燥软坚。另用川乌、桂心祛风通络止痛，配大黄活血解毒，牙皂祛痰散结开窍。诸药合用，内擦外涂，起效甚捷，患者第二天即能进食。后期调理之驱风养血膏未详，推测为独活寄生汤、黄芪桂枝五物汤之类加减。

周 痹

案8 王氏周痹四肢痛，敷揾薰蒸遵古法

乌程[1]王姓患周痹[2]证，遍身疼痛四肢瘫痪，日夕叫号，饮食大减，自问必死，欲就余一决[3]。家人垂泪送至舟中，余视之曰：此历节[4]也。病在筋节[5]，非煎丸所能愈，须用外治。乃遵古法，敷之、揾[6]之、蒸之、薰之，旬日而疼痛稍减，手足可动，乃遣归，月余而病愈。大凡营卫脏腑之病，服药可至病所，经络筋节，俱属有形。煎丸之力，如太轻则不能攻邪，太重则恐伤其正，必用气厚力重之药，敷、揾、薰、蒸之法，深入病所，提邪外出。古之所议独重针灸之法。医者不知，先服风药不验，即用温补，使邪气久留，即不死，亦为废人，在在[7]皆然，岂不冤哉？

雄按：风药耗营液，温补实隧络，皆能助邪益痛。若轻淡清通之剂，正宜频服，不可徒恃外治也。

【注释】

[1] 乌程：乌程，古县名，在今浙江湖州。

[2] 周痹：痹证之一。指周身上下游走作痛的病证。周，遍及之义。《灵枢·周痹》："周痹者，在于血脉之中，随脉以上，随脉以下，不能左右，各当其所。"

[3] 欲就余一决：想到我这儿最后诊治一次。就，靠近；走近；趋向。决，断定，拿定主意。

[4] 历节：又称历节风。《金匮要略·中风历节病脉证并治第五》："寸口脉沉而弱，沉即主骨，弱即主筋；沉即为肾，弱即为肝。汗出入水中，如水伤心，历节黄汗出，故曰历节。"又："营气不通，卫不独行，营卫俱微，三焦无所御，四属断绝，身体羸瘦，独足肿大，黄汗出，胫冷。假令发热。便为历节也。"

［5］筋节：筋肉关节。

［6］搨：同"拓"，亦名"溻"法。拓，原指在刻铸有文字或图像的器物上，涂上墨，蒙上一层纸，捶打后使凹凸分明，显出文字图像来。此处是用纱布浸吸药液，敷于患处的一种外治法，能使创面湿润，并祛除毒邪。

［7］在在：处处；到处。

【赏析】

本案为徐氏治疗一痹证的病案。痹证是由于风、寒、湿、热等外邪侵袭人体，闭阻经络，气血运行不畅，致肌肉、筋骨、关节发生酸痛、麻木、重着、或关节肿胀变形、活动障碍的病证。治疗的基本原则为舒经通络，并根据病邪的偏重，配合祛风、散寒、除湿、清热等治法；若病程日久则需根据正虚情况而采用益气养血、补养肝肾等法，扶正祛邪，标本兼顾。

本案方药未明，主要体现了徐氏治疗痹证的另一思路：重视区分病位及外治法。他曾言"凡致病必有因，而受病之处则各有部位"（《医学源流论·躯壳经络脏腑论》），"欲知病之难易，先知病之浅深；欲知病之浅深，先知病之部位"（《医学源流论·表里上下论》）。即治病必先审明病变部位之在何经何络、孰脏孰腑，然后用药施治。

另外，徐氏治病主张博采众法，凡行之有效的各种治法，不管针灸、按摩、砭石、熨浴、导引、按摩、酒醴等无不悉心研究，广泛应用。特别对内科疾病不限于汤剂，常采取内病外治以充分发挥疗效。他在《医学源流论·汤药不足尽病论》中指出汤剂的局限性："汤者荡也，其行速，其质轻，其力易过而不留。惟病在荣卫、肠胃者其效更速。其余诸病有宜丸、宜散、宜膏者……视其病之所在而委曲施治……"，"病各有宜，缺一不可"。在本案中用气厚力重之药敷、熏、蒸、摩，深入病所，提邪外出以治此筋骨、肌肉之病。痹证缠绵难愈，经徐氏精心治疗后"旬日"稍减，月余乃愈。案后王孟英亦指出，本病若配合祛风通络、养血和营的"轻淡清通"之品内服，效果当更佳，"不可徒恃外治也"。

痱

案9　气喘厥逆风痱证，地黄饮子三剂安

新郭沈又高，续娶少艾[1]，未免不节，忽患气喘厥逆，语涩神昏，手足不举。医者以中风法治之，病益甚。余诊之曰：此《内经》所谓痱证[2]也。少阴虚而精气不续，与大概偏中风、中风、痰厥、风厥之病绝不相类。刘河间所立地黄饮子，正为此而设，何医者反忌之耶？一剂而喘逆定，神气清，声音出，四肢展动。三剂而病除八九，调以养精益气之品而愈。余所见类中而宜温补者，止此一人。识之[3]以见余并非禁用补药，但必对证，乃可施治耳。

雄按： 古云真中属实，类中多虚，其实不然。若其人素禀阳盛，过啖肥甘，积热酿痰，壅塞隧络，多患类中。治宜化痰清热，流利机关，自始至终，忌投补滞。徐氏谓宜于温补者不多见，洵[4]阅历之言也。

【注释】

[1] 少艾：年轻美貌。此指年轻美貌的女子。

[2] 痱证：四肢废而不用的疾患。见《诸病源候论·风病诸候》，又称风痱。证见四肢废而不用，身无痛。甚则可见口不能言，神志昏乱等。类似偏瘫症。

[3] 识（zhì）之：记住它。识：通"志"，指记住。

[4] 洵（xún）：假借为"恂"。诚然，确实。

【赏析】

患者沈某续娶娇妻，房室不节，下元亏虚，摄纳失常，气不归元，则气喘；阳虚不能温煦则厥逆；肾不主水，停为痰浊，兼虚阳上浮，浊阴上泛，壅塞经络则手足不举；足少阴肾挟舌本，络心，痰浊循经上扰则语涩神昏。根据用方，推测患者还当伴有脉沉微欲绝，舌润淡白等症。此属肾阴阳两虚，痰浊上泛，机窍

不利，徐氏断为《内经》所谓"痱证"。

痱，见于《内经》有二处。《素问·脉解》曰："内夺而厥，则为喑痱，此肾虚也，少阴不至者，厥也。"《灵枢·热病》云："痱之为病，身无痛者，四肢不收，智乱不甚，其言微，知可治。甚则不能言，不可治也。"清章虚谷注："此由内伤夺精，而阳气厥逆，以成喑痱，故为肾虚，而少阴经脉之气，不能上至于舌本，则不能言而为喑，阳上逆则下虚而为厥。非由外感之邪，故身无痛楚；本元气散，故四肢懈弛不收。如其智乱不甚，其言略能成句，微有可知者，用峻补之法可治；甚则不能言，而元气脱绝，不可治也"（《灵素节注类编》）。痱，后世又称"风痱""喑痱证""类中风"。对于本证，历代医家有不同论述及治疗。如《金匮要略·中风历节病脉证并治》附录《古今录验》用续命汤治中风痱，《备急千金要方·诸风》治疗风痱用三味竹沥饮、竹沥汤，《杂病源流犀烛·中风源流》治风痱用换骨丹、疏风顺气圆、八宝回春汤等方。

地黄饮子出自刘河间《黄帝素问宣明方论》，正为肾阴阳两虚挟痰之喑痱而设。方中熟地、山茱萸滋补肾阴；肉苁蓉、巴戟天温肾填精；桂、附温助下元，摄纳浮阳，引火归源；石斛、麦冬、五味子滋养肺肾，金水相生；菖蒲、远志、茯苓开窍化痰，交通心肾；少许薄荷轻清上行宣窍；姜、枣和中。该方阴阳同补，上下兼治，标本并图，补中有敛，涩中有通，为治喑痱之名方。近代名医张山雷《中风斠诠》论本方时引洄溪本案经验时言"果是肾虚下脱始为适用"。但医者需注意，该方毕竟温补，若素禀阳盛，积热酿痰，而火气升腾之猝然发病者，万不可误投。本案肾虚为本，痰浊为标。故以地黄饮子治疗见效后，仍需缓调，治以养精益气之品，用六味地黄、香砂六君之类以善后。

案后王孟英按语关于"真中""类中"的观点值得借鉴。"真中""类中"是元·王履从病因学角度提出的中风分类方法，其在《医经溯洄集》中言："因于风者，真中风也；因于火，因于气，因于湿者，类中风而非中风也"，即有外邪侵袭而发病者称为真中（外风），无外邪侵袭而发病者称为类中（内风）。从临床来看，本病以内因引发者居多。尤其清代中期江南一带社会安定，人民生活丰足，易"过啖肥甘，积热酿痰，壅塞隧络"，痰热、湿热证较多，故王孟英称赞灵胎"温补者不多见"的观点，为"阅历之言"。这与我们目前所处生活环境有相类之处，值得借鉴。另外，"真中""类中"学说在元代对于中风病因学说的发展完善有一定贡献，但随着历代医家对中风理论的不断完善，这种分类方法已较少使用，目前临床多从病位深浅分为中经络、中脏腑。但无论用哪种分类方法，辨证论治当为基本原则。

伤　寒

案 10　伤寒失下不知人，承气一剂效如神

苏州柴行倪姓，伤寒失下，昏不知人，气喘舌焦，已办后事矣。余时欲往扬州，泊舟桐泾桥河内，适当其门。晚欲登舟，其子哀泣求治。余曰：此乃大承气汤证也，不必加减。书方与之，戒之曰：一剂不下，则更服，下即止。遂至扬。月余而返，其人已强健如故矣。古方之神效如此。凡古方与病及证俱对者，不必加减；若病同而证稍有异，则随证加减。其理甚明，而人不能用。若不当下者反下之，遂成结胸，以致闻者遂以下为戒。颠倒若此，总由不肯以仲景《伤寒论》潜心体认[1]耳。

【注释】

[1] 体认：体会、认识。

【赏析】

患者伤寒失下，出现神志昏迷、气喘、舌苔焦黄，以方测证，当伴有腹部胀满、疼痛拒按、脉沉实有力等症，此属应下失下，里热燥结成实，形成"痞、满、燥、实"的阳明腑实证。因证见神昏气喘，与《伤寒论》212 条阳明腑实重证"若剧者，发则不识人……微喘直视"相类，故当急下存阴。叶天士在《温热论》中也说"里结于何？在阳明胃与肠也"，"伤寒邪热在里，劫烁津液，下之宜猛"，以大承气汤峻下热结，釜底抽薪。徐灵胎用大承气汤原方一剂即获效。

目前医学界对经方的加减问题看法不一。本案中灵胎强调了辨病专治的思想，凡古方与病及证俱对者不必加减，若病同而证稍有异则随证加减，提示中医处方首先是寻找对病专方，然后根据夹杂证的有无决定是否加减。经方为仲景"勤求古训，博采众方"，验证筛选，传之后世的高效经验方。许多方药看似平淡无奇，

实则底蕴无穷。若嫌药味少，或恐病人不相信而随意添加之，有时反而影响疗效。倘方证相对，用原方便可获佳效时，不必画蛇添足。所以，徐灵胎对当时医学界不重视《伤寒论》的态度痛心疾首。当然，在临床上医生根据病情适当化裁，亦在所必需。但若加味太多，喧宾夺主，或加减的面目全非，还说是"经方化裁"，就不足为训了。近贤陈逊斋说："经方以不加减为贵"，发人深省。

刖足伤寒

案 11　刖足伤寒足将落，内外合治三日安

嘉善黄姓，外感而兼郁热。乱投药石，继用补剂，邪留经络，无从而出，下注于足，两胫红肿大痛，气逆冲心，呼号不寐。余曰：此所谓刖足[1]伤寒也，足将落矣。急用外治之法薰之、蒸之，以提毒散瘀，又用丸散内消其痰火，并化其毒涎，从大便出，而以辛凉之煎剂，托其未透之邪，三日而安。大凡风寒留于经络，无从发泄，往往变为痈肿，上为发颐[2]；中为肺痈、肝痈、脾积[3]；下为肠痈、便毒；外则散为斑疹疮疡；留于关节则为痿痹拘挛；注于足胫则为刖足矣。此等证具载于《内经》诸书，自内外科各分一门，此等证遂无人知之矣。

【注释】

[1] 刖（yuè）足：古代的一种酷刑，把脚砍掉。

[2] 发颐（yí）：颐，面颊，腮。发颐，中医病名。是热病后余毒结于颐颌间引起的急性化脓性疾病。临床特点是常发生于热病后期，多一侧发病，颐颌部肿胀疼痛，张口受限，全身症状明显，重者可发生内陷。类似于西医学化脓性腮腺炎。

[3] 脾积：又名痞气，古病名，五积之一。出自《难经·五十五难》。

【赏析】

刖足伤寒，又名"脱脚伤寒""肢脱"或"脱疽"。本病初起多见"寒热足肿，状类香港脚。惟皮色紫黯，肢节木痛，继即趾缝流水不止，足趾肿疼，似溃非溃。即防溃烂堕落。舌苔多起白腐，或黄腐而现黑点。若热毒深入肢节，两胫多红肿痛，呻吟啼哭，昼夜不寐，舌多紫红起刺"（《重订通俗伤寒论·脱脚伤寒》）。早在《灵枢·痈疽》中即指出其病机为"寒邪客于经脉之中则血泣，血泣则不通，

不通则卫气归之不得复反，故痈肿，寒气化热，热胜则肉腐，肉腐则为脓"，"热气极盛，下陷肌肤，筋髓枯，内连五脏，血气竭，当其肿下，筋骨良肉皆烂无余，故名曰疽"。其病机有二：一为热毒蕴结，二为寒湿凝滞。从本案所述，郁热化毒，下注于足，当属前者。

本病包括现代医学的血栓闭塞性脉管炎、动脉硬化闭塞症、糖尿病足等多种动脉栓塞性疾病，具有病程长、疼痛剧、易致残的特点，是难治疾病之一。故灵胎治疗本病采用内外合治，丸散汤药并施之法。面对病人"两胫红肿剧痛、气逆冲心、呼号不寐"的危急症情，并没有一味地重药夺截邪气，而是在辨证论治基础上，积极调动机体自身的抗病能力，促使邪气外达。徐氏遵《内经》治则，急用外治薰蒸之法以提毒散瘀，又用丸散内消其痰火，并化其毒涎从大便出，再以辛凉之煎剂托其未透之邪，三剂而安。其方药未明，《验方新编》四妙勇安汤（金银花、玄参、当归、甘草）、《外科真诠》顾步汤（人参、黄芪、当归、甘草、牛膝、金银花、石斛、蒲公英、紫花地丁、大青叶）、《医宗金鉴》托里消毒散（人参、黄芪、川芎、当归、白芍、白术、银花、茯苓、桔梗、白芷、皂角刺、甘草）等方药可供参考。

灵胎在案后批评了当时医生不从整体考虑，而囿于内外分科，各自为政的风气。这与当代临床现状有类似之处。随着医学的发展，人类医疗经验的日益累积和医学研究范围的不断扩大，出现了分科。这是医学发展到一定水平的产物，也促进了医学的发展，取得了许多成果。但目前分科过度，也造成了一定的问题。分科使医学的研究支离，医生的整体观念正在逐渐淡化。尤其对于中医而言，以整体观念和辨证论治为特色，这种状况更是值得注意。人是一个有机整体，脱离了整体观念的医生，只能成为一个"头痛医头，脚痛医脚"的平庸专科医生。灵胎对此大声疾呼，实有振聋发聩之效。他也在案后对郁热化毒流注全身上下内外出现的病症进行了总结，做了一次完美示范，值得借鉴。

外感停食

案12　七旬杨翁食寝废，生军一味建奇功

　　淮安大商杨秀伦，年七十四，外感停食。医者以年高素封[1]，非补不纳。遂致闻饭气则呕，见人饭食辄叱[2]曰：此等臭物，亏汝等如何吃下？不食不寝者匝月[3]，惟以参汤续命而已。慕名来聘，余诊之曰：此病可治，但我所立方必不服，不服则必死。若徇[4]君等意以立方亦死，不如竟不立也。群问：当用何药？余曰：非生大黄不可。众果大骇，有一人曰：姑俟[5]先生定方再商。其意盖谓千里而至，不可不周全情面，俟药成而私弃之可也。余觉其意，煎成，亲至病人所，强服，旁人皆惶恐无措。止服其半，是夜即气平得寝，并不泻。明日全服一剂，下宿垢少许，身益和。第三日侵晨[6]，余卧书室中未起，闻外哗传[7]云：老太爷在堂[8]中扫地。余披衣起询，告者曰：老太爷久卧思起，欲亲来谢先生。出堂中，因果壳盈积，乃自用帚掠开，以便步履。旋入余卧所，久谈。早膳至，病者观食，自向碗内撮[9]数粒嚼之，且曰：何以不臭？从此饮食渐进，精神如旧，群以为奇。余曰：伤食恶食，人所共知，去宿食则食自进，老少同法。今之医者，以老人停食不可消，止宜补中气，以待其自消，此等乱道，世反奉为金针[10]，误人不知其几也。余之得有声[11]淮扬者，以此。

【注释】

　　[1] 素封：指无官爵封邑，而资财丰厚的富人。语出《史记·卷一二九·货殖传》："今有无秩禄之奉，爵邑之入，而乐与之比者，命曰'素封'。"

　　[2] 叱（chì）：大声呵斥。

　　[3] 匝（zā）月：匝，遍；完满；周全。匝月，满一月。

　　[4] 徇（xùn）：顺从，曲从。

[5] 俟（sì）：等待。

[6] 侵晨：黎明，早晨初现光亮的时候。

[7] 哗传：消息轰动，广泛传布。

[8] 堂：正房，高大的房子。后泛指房屋的正厅。

[9] 撮（cuō）：用手指抓取粒状物。

[10] 金针：出自元·金好问《论诗》诗："鸳鸯绣了从教看，莫把金针度与人。"传说有名叫郑采珠的姑娘，七夕祭织女，织女送她一根金针，从此她刺绣的技能更为精巧。此处指秘法，诀窍。

[11] 有声：著名，有声望。

【赏析】

本案为灵胎得意之案。患者外感伤食，本应治以消食导滞。前医囿于患者年迈，家境优渥，一味补益，罔顾病情，使本易治之证而有性命之忧，出现"不食不寝者匝月，惟以参汤续命"之症。要知患者年龄仅能作为医生用药的参考，而非依据。宿食停于阳明胃肠，不用攻、消之法，邪无出路，此正与《伤寒论》184条所言："阳明居中，主土也，万物所归，无所复传"相合。尤其患者闻饭气则呕，自觉恶臭，已提示食停化为酸腐臭物。试想饭食无臭，臭气何来？从患者体内而来，故仅病者自觉。此病非攻不去。

当然灵胎也考虑到患者七旬之年，不宜峻下猛攻，故舍承气汤而仅用生大黄一味。灵胎在《神农本草经百种录》中言大黄"色正黄而气香，得土之正气正色，故专主脾胃之疾"，他认为大黄"极滋润达下，故能入肠胃之中，攻涤其凝结之邪，而使之下降，乃驱逐停滞之良药也"，并非纯粹攻伐之品，能"调中化食，助肠胃运化之力"，"邪积既去，则正气自和"。

本案的治疗过程颇有趣味。灵胎对患者家人唯认补法、喜补恶攻的想法十分了解，在开方之前已提前预告，但开药后其家人仍"大骇"，准备对灵胎之药"私弃"不用。灵胎抓住患者家人想"周全情面"的心理，在药物煎成后，"亲至病人所，强服"，终使获效，这既体现了灵胎先生的医德，也体现了他的智慧，是取效的关键。

时 证

案13 倪氏时证昏不食，泻心为主两剂安

西塘倪福征，患时证，神昏脉数，不食不寝，医者谓其虚，投以六味等药。此方乃浙中医家，不论何病，必用之方也。遂粒米不得下咽，而烦热益甚，诸人束手。余诊之曰：热邪留于胃也。凡外感之邪，久必归阳明，邪重而有食，则结成燥矢，三承气主之；邪轻而无食，则凝为热痰，三泻心汤主之。乃以泻心汤加减，及消痰开胃之药，两剂而安。诸人以为神奇，不知此乃浅近[1]之理，《伤寒论》具在，细读自明也。若更误治，则无生理矣。

雄按：韩尧年年甫逾冠[2]，体素丰而善饮，春间偶患血溢[3]，广服六味等药。初夏患身热痞胀，医投泻心、陷胸等药，遂胀及少腹，且拒按，大便旁流，小溲不行，烦热益甚，汤饮不能下咽，谵语唇焦。改用承气、紫雪，亦如水投石。延[4]余视之，黄苔满厚而不甚燥，脉滑数而按之虚软，不过湿热阻气，升降不调耳。以枳桔汤加白前、紫菀、射干、马兜铃、杏仁、厚朴、黄芩，用芦根汤煎。一剂谵语止，小溲行。二剂旁流止，胸渐舒。三剂可进稀糜。六剂胸腹皆舒，粥食渐加。改投清养法，又旬日得解燥矢而愈。诸人亦以为神奇，其实不过按证设法耳。

又按：今夏衣贾戴七，患暑湿，余以清解法治之，热退知饥，家人谓其积劳多虚，遽[5]以补食啖之。三日后二便皆闭，四肢肿痛，气逆冲心，呼号不寐。又乞余往视。乃余邪得食而炽，壅塞胃腑，腑气实，则经气亦不通，而机关不利也。以苇茎汤去薏苡，加蒌仁、枳实、栀子、蒟子、黄芩、桔梗，煎调元明粉，外用葱白杵烂，和蜜涂之。小溲先通，大便随行，三日而愈。

【注释】

[1] 浅近：浅白明显，不深奥。

　　[2]年甫逾冠：甫，刚刚，才。冠，指弱冠，古代男子 20 岁行冠礼，表示已经成人，但体还未壮，所以称做弱冠，后泛指男子 20 左右的年纪。年甫逾冠，指年龄才刚刚超过 20 岁。

　　[3]血溢：病证名。血失常道从上窍溢出。包括吐血、呕血、衄血等病。

　　[4]延：请，邀请。

　　[5]遽（jù）：遂，就。

【赏析】

　　患者患时证，应有发热，伴见神昏脉数，不食不寝，脉数者主热，神昏者热扰于心，且多兼痰热，治宜清解化痰。前医不加辨证，沿袭浙中时医陋习，径与六味阴柔滋腻助痰之品，致痰湿更甚，邪无由出，与热相结，出现"粒米不得下咽，而烦热益甚"之症，灵胎诊之属"热邪留于胃也"，且兼热痰。以方测证，患者当伴有心下痞塞，而无腹痛拒按之腑实见证，故不用承气汤而用半夏泻心之类，加消痰开胃之品，两剂而安。

　　王孟英在案后附上自己所治的两则医案，一为"湿热阻气，升降不调"，一为"邪壅胃腑，机关不利"，以展示挟痰（湿）热之证的用药范例。张山雷赞本案"以泻心与消痰合用，正与王孟英先后辉映，学者识得其中神秘，思过半矣"。

　　前案韩某体丰善饮，素多痰湿可知。初夏时节天气渐热，患者出现身热，痞胀连及少腹，谵语唇焦，苔黄，其属热证可知。病位从心下连及少腹，非小结胸证，故用小陷胸汤不效；心下痞胀而非硬痛，故大陷胸汤亦不可；用三泻心无效者，湿热非在中焦，而呈弥漫三焦之势：既有在上之烦热、谵语唇焦；又有在中之心下痞胀，大便不实（须注意案中所言"大便旁流"，结合相关症状，并非热结旁流）；在下之小溲不行、小腹拒按。此案无便秘，舌苔不燥，非里实；亦无高热神昏窍闭动风，故用承气、紫雪无效。孟英根据患者"黄苔满厚而不甚燥，脉滑数而按之虚软"，断为"湿热阻气，升降不调"。当治以清热利湿化痰，恢复气机升降。用枳桔汤桔梗、枳壳一升一降，调理气机；前胡、紫菀、杏仁、厚朴宣降肺气，理气化痰；马兜铃清肺化痰；射干、黄芩清热解毒、燥湿化痰；芦根清热，导湿热之邪从小便而出。药虽对证，然湿邪缠绵，故投药六剂后而见大好；清养调理旬日而愈。

后案患者贾某，暑湿病方愈便行滋补。殊不知大病初愈，余邪未尽，正气未复，此时当以清淡营养饮食为主，更兼暑病挟湿，湿性缠绵，妄行壅补，饮食不慎，助湿生痰化热，壅塞胃腑，阻滞经络，故出现"二便皆闭，四肢肿痛"，湿热内阻，膀胱气化不利则小便不通；中焦升降失常，腑气不通，胃气不降则气逆上冲，疼痛呼号；胃之别络上通于心，胃不和则卧不安，故见气冲心、不寐。当治之清热化痰通络，通利二便。以苇茎汤去薏苡（苇茎、冬瓜、桃仁）清热化痰，消瘀排脓，加栀子、黄芩清热；枳实、莱菔、桔梗理气化痰；瓜蒌仁、玄明粉清热化痰通便。并配合外治法，葱白杵烂外涂（脐部），既可通阳化气，又能解毒散结，加入蜂蜜其效更佳。

游　魂

案 14　蒋子神昏游魂证，安神镇魄寝后痊

郡中蒋氏子，患时证，身热不凉，神昏谵语，脉无伦次[1]。余诊之曰：此游魂证也，虽服药必招其魂。因访招魂之法。有邻翁谓曰：我闻虔祷[2]灶神[3]，则能自言。父如其言，病者果言曰：我因看戏小台倒，几被压，受惊，复往城隍庙中散步，魂落庙中，当以肩舆[4]抬我归。如言往招。明日延余再诊，病者又言：我魂方至房门，为父亲冲散，今早魂卧被上，又为母亲叠被掉落，今不知所向矣。咆哮不已。余慰之曰：无忧也，我今还汝。因用安神镇魄之药，加猪心尖、辰砂，绛帛包裹，悬药罐中煎服。戒曰：服药得寝，勿惊醒之，熟寐即神合。果一剂而安，调理而愈，问之俱不知也。

【注释】

[1] 伦次：条理次序。脉无伦次，指脉象脉律杂乱无章。

[2] 虔祷：虔诚地祷告。

[3] 灶神：在旧时每家都有灶，系煮饭菜之用。灶间都供有神像，即是灶神。传说灶神主管一家祸福。

[4] 肩舆：轿子，箱形，内可坐人，架上竹杆，可使人以肩抬着行走。即两人抬的小"轿子"。东晋及南朝时即盛行，起初只是作为山行的工具，后来走平路也以它为代步工具。

【赏析】

本案患者患时证，身热不凉，神昏谵语，此为邪热入里，内扰心神；更兼脉象杂乱，若非死证，即有情志因素。灵胎名之曰游魂证，并云虽服药必招魂。招魂之法姑存疑待考，然从另一方面而言，从民俗而取信于病家，并能详细问出其

起病之由，有利于医生全面了解病情，处方用药。细推本病起病之因，实由惊恐所致。《素问·举痛论》言："惊则气乱。惊则心无所倚，神无所归，虑无所定，故气乱矣。"安神镇魄药，灵胎未言处方，然柴胡加龙牡汤、朱砂安神丸、孔圣枕中丹、生铁落饮之类可推。加猪心尖、辰砂，辰砂即朱砂，甘寒质重，寒能降火，重能镇怯，专入心经，既能重镇安神，又能清心定惊，为镇心、清火、安神定志之要药。猪心补血养心，安神镇惊，适于心血不足之惊悸怔忡。绛帛与《金匮要略》之新绛之意略同。《金匮要略浅注补正》云："惟新绛乃茜草所染，用以破血"，加入少许，引入血分，通心络，行血脉，以利心藏神。另须注意，药后令病人安卧熟睡勿扰，也是本病得愈的重要调护方法。

失　魂

案 15　失魂后发玉枕疽，内外合治幸保全

平湖张振西，壁邻失火受惊，越数日而病发，无大寒热，烦闷不食，昏倦不寐。余视之，颇[1]作寒喧语，而神不接[2]。余曰：此失魂之证，不但风寒深入，而神志亦伤，不能速愈，亦不可用重剂，以煎方祛邪，以丸散安神，乃可渐复。时正岁除[3]，酌与半月之药而归。至新正[4]元宵，始知身在卧室间，问前所为，俱不知也。至二月身已健，同其弟元若来谢，候余山中[5]。且曰：我昨晚脑后起一瘰[6]，微痛。余视之，惊曰：此玉枕疽也。大险之证，此地乏药，急同之归，外提内托，诸法并用。其弟不能久留先归。明晨我子大惊呼余曰：张君危矣。余起视之，头大如斗，唇厚寸余，目止细缝，自顶及肩，脓泡数千，惟神不昏愦，毒未攻心，尚可施救。急遣舟招其弟。余先以护心药灌之，毋令毒气攻内，乃用煎剂从内托出，外用软坚消肿解毒提脓之药敷之，一日而出毒水斗余，至晚肿渐消，皮皱。明日口舌转动能食，竟不成疽，疮口仅如钱大，数日结痂。其弟闻信而至，已愈八九矣。凡病有留邪而无出路，必发肿毒，患者甚多，而医者则鲜能治之也。

【注释】

[1] 颇：略微，稍。

[2] 不接：接，通"捷"，迅速，敏捷。

[3] 岁除：一年的最后一天，即除夕。

[4] 新正：见前案 4 下注释 1。

[5] 山中：指吴山，在今浙江杭州市西湖东南。灵胎晚年隐居于吴山之画眉泉，为其静养之地。

[6] 瘰（luǒ）：多指颈项或腋窝的淋巴结结核。此指颈部发生的硬块。

【赏析】

本案亦为惊恐而起，惊则气乱，恐则气下，"惊则心无所依，神无所归，虑无所定，故气乱矣"，"恐则精却"（《素问·举痛论》），"形数惊恐，经络不通，病生于不仁"（《素问·血气形志》），影响气血运行，损伤脏腑，生痰化瘀。如《仁斋直指方论·大惊不语》云："大惊入心，则败血顽痰，堵塞心窍，故瘖不能言"，《丹溪心法》也说："惊则神出其舍，舍空则痰生也。"患者受惊后数日发病，且精神不佳，正如唐容川《金匮要略浅注补正》云"心主神，神强则足以御魂魄，心气虚则血与气之化源乏竭，而神不强"，此属心气虚，复加"风寒深入"，故不能速愈，只宜缓调，用"煎方祛邪，以丸散安神"月余而安。

本案后半部分还提到了患者的另一案例，即其所患之"玉枕疽"。《医宗金鉴·外科心法要诀》歌诀曰："玉枕疽属督脉经，证由积热风邪乘，枕骨微上脑户穴，高肿为顺紫陷凶"，并注云："此证由督脉经积热，外受风邪凝结而成。生在玉枕骨尖微上脑户穴。初起如粟，麻痒相兼，寒热往来，口渴便秘，渐增坚硬，大者如茄，小如鹅卵，红活高肿。溃出稠脓者，属吉而顺也；若紫暗塌陷，溃出血水者，属凶险也。"本病相当于西医学所称的痈，为汇集在一起的多个毛囊和附属皮脂腺、汗腺的急性化脓性感染，可引起广泛的蜂窝织炎及坏死，严重者可并发败血症或脓毒血症（即内陷），而危及生命，又因其病位靠近生命中枢，易影响颅脑，故认为本病是外科重症之一。其预后与患者体质、感邪相关。本案患者大病初愈，元气未复，故灵胎断为"大险之证"。在已经"外提内托，诸法并用"的情况下，患者第二天仍出现了"头大如斗，唇厚寸余，目止细缝，自顶及肩，脓泡数千"之重证表现。在用护心药阻止"毒气攻内"基础上，内服外敷，内托外消，汤散并用，终收全功。案中未言方药，《医宗金鉴》所载之"初则俱服神授卫生汤（羌活、防风、白芷、沉香、石决明（煅）、金银花、连翘、皂角刺、穿山甲、归尾、红花、乳香、酒大黄、甘草、花粉）消解之，虚者宜服托里消毒散，外敷冲和膏（炒紫荆皮、独活、赤芍、白芷、石菖蒲）"可供参考。

案 16　运台夫人患祟病，痴情女鬼求立位

扬州吴运台夫人，患消证，昼夜食粥数十碗，气逆火炎，通夕不寐。余诊之，六脉细数不伦[1]，神不清爽。余曰：此似祟[2]脉，必有他故。其家未信，忽一日仆妇晨起入候，见床上一女盛妆危坐[3]，以为夫人也，谛视[4]则无有，因以告。夫人曰：此女常卧我床内，以此不能成寐，而烦渴欲饮耳。服余药未甚效。一夕夜将半，病者大呼曰：速请三舅爷来，切不可启门，启门则我魂必走出。三舅爷者，即其弟唐君悔生也。卧室辽隔[5]，呼之不能闻，女仆私启门邀之，魂即随出，遍历厅堂廊庑[6]，及平昔足未经行者，遇唐君趋至，魂坚执其袂，仍返房，见己身卧床上。唐君抚之，魂遂归附于身。问所寓目[7]，皆不爽[8]，细考所见之女，乃运台聘室[9]也，未成婚而卒。卒之时，嘱其父母，谓：吴郎必显贵，我死须恩其血食[10]我，而葬我于祖墓。运台服官[11]后，未暇办，故为祟。运台谓余曰：君言有为祟者，考果验，真神人也。将何以慰之？余曰：鬼有所归，乃不为厉[12]，公当迎柩厝墓[13]，立位而祀之可也。运台依余言以行，然后服药有功，而病根永除矣。

【注释】

[1] 不伦：伦，指辈，类。不伦，指不合道理、不象样。

[2] 祟（suì）：从示，从出。示，与鬼神有关。表示鬼魅出来作怪。

[3] 盛妆危坐：盛妆，亦作"盛装"，华丽的装束。危坐，古人以两膝着地，耸起上身为"危坐"，即正身而跪，表示严肃恭敬。

[4] 谛视：仔细地看。

[5] 辽隔：远隔。

[6] 廊庑（wǔ）：堂前东西两侧的厢房。即堂下四周的廊屋。颜师古注："廊，堂下周屋也。庑，门屋也。"即廊无壁，仅作通道；庑则有壁，可以住人。

[7] 寓目：过目，观看。

[8] 不爽：爽，差错，失误。不爽，不差；没有差错。如《诗·小雅·蓼萧》：

"其德不爽，寿考不忘。"

[9] 聘室：聘下的妻子。

[10] 血食：受享祭品。古代杀牲取血以祭祀，故称。

[11] 服官：作官。

[12] 厉：恶鬼。如《左传·成公十年》："晋侯梦大厉。"

[13] 厝（cuò）墓：停枢，把棺材停放待葬，或浅埋以待改葬。另注：在我国传统的祭祀理念中，未嫁而亡的女子死后不能入祖坟，也得不到任何祭祀，她们会沦落成四处飘荡的游魂野鬼，无处依傍，没有香火供奉。故灵胎仅让运台迎枢浅埋（否则不合礼法），立位而祀。

【赏析】

本案描述带玄虚色彩，姑存疑待考，现仅从中医治疗和西医学角度进行分析。本案患者患消证，多食、不寐、神疲、气逆，更兼六脉细数不伦，此阴虚燥热，气阴两伤，胃火冲逆，心神被扰之证。当治以清胃泻火，益气养阴生液，可用玉女煎、玉液汤加黄连、栀子之类方药化裁。难得的是，灵胎能从脉象中看出患者另有心病。果然患者夜间不寐是因为幻觉（见鬼），所谓心病还需心药医。中医学向来注重整体，注重心理因素对疾病的影响，"心者，生之本，神之变（处）也"（《素问·六节脏象论》），"心者，君主之官也，神明出焉"（《素问·灵兰秘典论》）。

这一观点也得到了西医学研究的证实。目前医学模式正由传统的生物医学模式向生物—心理—社会医学模式转变。研究发现，心理治疗与药物、手术和理疗一样具有治疗作用。医务人员在接触和诊治患者的过程中，如果能改善患者的心理状态，消除或减轻患者心中的痛苦，改变患者对人对事的态度和行为方式，就会起到心理治疗的作用，增强药物治疗效果。果然，灵胎解决了运台夫人的心病后，既解除了患者不能睡眠的大问题，又取得了患者及家属的信任，原来"服余药未甚效"，此后"服药有功，而病根永除矣"。

祟　病

案 17　蛇王庙内鬼祟作，朱砂鬼箭立奇功

同里[1]朱翁元亮，侨居[2]郡城。岁初[3]，其媳往郡拜贺其舅，舟过娄门[4]，见城上蛇王庙，俗云烧香能免生疮肿，因往谒[5]焉。归即狂言，昏冒，舌动如蛇，称蛇王使二女仆一男仆来迎。延余诊视，以至宝丹一丸，遣老妪[6]灌之，病者言此系毒药，必不可服，含药喷妪，妪亦仆，不省人事，舌伸颈转，亦作蛇形。另易一人，灌药讫[7]，病者言一女使被烧死矣。凡鬼皆以朱砂为火也。次日煎药，内用鬼箭羽，病者又言，一男使又被射死矣，鬼以鬼箭为矢也。从此渐安，调以消痰安神之品，月余而愈。此亦客忤[8]之类也，非金石及通灵之药，不能奏效。

【注释】

[1] 同里：同里镇，江南六大古镇之一，位于苏州市吴江区。

[2] 侨居：指寄居他乡，或作为移民而定居。

[3] 岁初：古以腊日为岁终，祭祀送岁。腊日的次日，称为"初岁"。汉代以后，沿用夏历，以十二月初八为腊日。泛指一年之初。

[4] 娄门：娄门位于苏州城东北。《吴地记》载："娄门，本号疁门，东南，秦时有古疁县，至汉王莽改为娄县。"门遂改称娄门。

[5] 谒（yè）：拜见。

[6] 妪（yù）：年老的女人。

[7] 讫（qì）：完结，终了。

[8] 客忤：旧俗以婴儿见生客而患病为客忤。是由于小儿神气未定，骤见生人或突被惊吓后引起的神魂被扰，以惊吓啼哭，甚或面色变异，瘛疭惊痫，吐泻腹痛等为临床表现的神志不安病证。此处借用其病机说明其发病。

【赏析】

本案亦为祟病，描述颇奇，然从后用至宝丹、鬼箭羽获效推测，患者可能因蛇王庙内造型较为奇异，在庙内受到惊吓，惊则气乱，挟痰瘀蕴热蒙蔽神窍，发为本病。因患者"狂言、昏冒"，神志症状较为突出，故先用至宝丹清热开窍，化浊解毒。方中麝香协助冰片、安息香，以芳香开窍，辟秽化浊，三者相配，开窍之效尤为显著；犀角、牛黄、玳瑁，清热解毒，其中牛黄又能化痰镇惊；朱砂、琥珀、金箔、银箔质重入心，镇心安神；雄黄豁痰解毒。诸药合用，以治痰热内闭心包证。方中朱砂镇心安神、清热解毒，《本经》言其有"养精神，安魂魄"之功，李东垣言"丹砂纯阴，纳浮游之火而安神明，凡心热者，非此不能除"，为安定心神之要药。灵胎在案后总结时借用"客忤"，说明患者受惊后发病的病机。对于此类疾病，安神定志为首要治则，重镇安神之品多用，故言"非金石及通灵之药，不能奏效"。当然医生在临床用药时，也要注意不可过用，以免损伤正气。

其后所用之鬼箭羽，以干有直羽如持箭矛自卫之状，故又名卫矛，苦、辛、寒，功能破血通经，解毒消肿，"专散恶血"（《本经逢原》），"专功于恶疰及中恶气之毒以病于血者也"（《本草述》），清代杨时泰在《本草述钩元》中也谓其"功精专于血分"。现代药理研究证明，其有免疫调节和血糖调节作用，对自身免疫性结缔组织病（如类风湿性关节炎、红斑狼疮、干燥综合征、硬皮病、白塞氏综合征等）、糖尿病均可应用。现代名医朱良春认为鬼箭羽味苦善于坚阴，性寒入血，又擅清解阴分之燥热，对糖尿病之阴虚燥热者，每于辨治方中加用本品 30g，能止渴清火，降低血糖、尿糖，屡收佳效。本案中所治"祟病"，现代应用较少，似乎难以理解，实则早在《本经》有鬼箭羽能"除邪，杀鬼蛊疰"的记载，即指出本品可治疗瘀血阻络所致的诸多疑难杂证。盖痰蒙心窍，心络不通，血行不利，瘀血内生，而成痰瘀热互结之势，鬼箭羽性专破血活血，故用之可加强疗效。

案18 缢死鬼周宅作祟，紫金锭辟邪神效

林家巷周宅看门人之妻缢死[1]，遇救得苏，余适寓周氏，随众往看，急以紫金锭捣烂，水灌之而醒。明日又缢亦遇救，余仍以前药灌之。因询其求死之故，则曰：我患心疼甚，有老妪劝我将绳系颈，则痛除矣，故从之，非求死也。余曰：此妪今安在？则曰：在里床。视之无有。则曰：相公来，已去矣。余曰：此缢死鬼[2]，汝痛亦由彼作祟，今后若来，汝即嚼余药喷之。妇依余言，妪至，曰：尔口中何物，欲害我耶？詈骂[3]而去。其自述如此，盖紫金锭之辟邪神效若此。

【注释】

[1] 缢（yì）死：吊死，用绳子勒死。

[2] 缢死鬼：即吊死鬼。古人认为自杀而死的人，无法正常投胎，必须找到替身，唆使另外一个人上吊后，方可转世投胎。故本案中患者被鬼引诱上吊。

[3] 詈（lì）骂：恶言辱骂。用恶语侮辱人。

【赏析】

本案患者起病之由，除其自述之类似幻觉的症状外，病根在于心痛病。推测其"心疼甚"，为秽恶痰浊之邪为病，气机闭塞，升降失常，阻塞心络而致。以方测证，其舌润，其苔厚或浊腻，另可伴有脘腹胀闷不适或疼痛，泄泻等症。当治以辟秽解毒，化痰开窍止痛。方用紫金锭，本方又名解毒万病丹，方中麝香芳香开窍，行气止痛；山慈姑清热消肿；雄黄辟秽解毒；千金子霜、红大戟逐痰消肿，以毒攻毒；朱砂重镇安神；五倍子涩肠止泻。诸药合用，内服能化痰开窍，辟秽解毒，并有缓下降逆之功。

紫金锭配伍特点有二：一者，集诸解毒之品于一方，重在解毒辟秽，兼以化痰开窍，以祛邪为主；二者，攻逐痰浊与收敛止泻相配，使驱邪而不伤正，涩肠而不恋邪，解毒辟秽化痰之力较强，适用范围颇广。灵胎在所著之《兰台轨范》中将其列入通治方，言其"治一切药毒，蛊子、鼠莽、恶菌、疫死牛马、河豚等

毒，及时行瘟疫，山岚瘴疟，缠喉风，黄疸，赤眼疮疖，热毒上攻。或自缢溺水，打扑伤损，痈疽发背，鱼脐疮肿，百虫蛇犬所伤，男子妇人癫邪狂走，鬼胎鬼气，并宜服之"。其主治中即有"自缢溺水"之证，并在方后注云"此秘药中之第一方也，用药之奇不可思议"。其治疗经验值得借鉴。

案 19　诚笃能文李书生，幻听被骂以忧死

同学李鸣古，性诚笃[1]而能文，八分书[2]为一时冠。家贫不得志，遂得奇疾。日夜有人骂之，闻声而不见其形，其骂语恶毒不堪，遂恼恨终日，不寝不食，多方晓之不喻[3]也。其世叔[4]何小山先生甚怜之，同余往诊。李曰：我无病，惟有人骂我耳。余曰：此即病也。不信，小山喻[5]之曰：子之学问人品，人人钦服，岂有骂汝之人耶。李变色泣下曰：他人劝我犹可，世叔亦来劝我，则不情[6]甚矣。昨日在间壁[7]骂我一日，即世叔也，何今日反来面谀[8]耶？小山云：我昨在某处竟日[9]，安得来此？且汝间壁是谁家，我何从入？愈辨愈疑，惟垂首浩叹[10]而已，卒以忧死。

【注释】

[1] 诚笃（dǔ）：诚实真挚，诚恳忠厚。

[2] 八分书：书体名。为秦代隶体的一种笔法，相传为王次仲所创。

[3] 不喻：不明白。

[4] 世叔：对父辈朋友中年龄小于己父者的称呼。

[5] 喻：此处指晓喻、开导。

[6] 不情：不讲情理，不近情理。

[7] 间壁：指隔壁。

[8] 面谀：当面恭维。

[9] 竟日：整天。

[10] 浩叹：感慨深长而大声叹息。

【赏析】

此案是一个失败案例，列于此，可做为前四例神志病案的反面对照。患者忠厚有才华，文章书法俱佳，可推知其人做事细致，又喜较真。家贫不得志，则肝气不疏，情志不畅；气机不畅，水湿不化，聚湿生痰；久病入络，蒙蔽心窍则神志失常，阻塞耳窍则幻听。患者觉"日夜有人骂之，闻声而不见其形"，无由发泄，

木郁不达，郁久化火，必耗阴血，心失所养，加之木郁克土，"不寝不食"，气血生化乏源，久之必危。此病治疗关键在于疏肝解郁，理气化痰，丹栀逍遥之类可用。可惜患者一则不认为自己有病，不肯服药；二则不听劝解，只认死理钻牛角尖（当然这也是很多文人的通病）。正如《临证指南医案·郁证》所言："郁证全在病者能移情易性"，患者无法通过药物或情志疗法"移情易性"，终至"卒以忧死"，惜哉！

当然，患者不愿服药，对于医生来讲也并非全无办法。若此时能借鉴《素问·五运行大论》"怒伤肝，悲胜怒"等五志相胜法进行治疗，患者或有转机。

游魂等案小结

　　游魂、失魂、祟病五案，魂之游失，皆为心理失常。徐灵胎运用心理和药汤调治，取得较好效果。而最后一例李书生，因不承认患病，也无法"移情易性"，而成为反面对照。这也提示医生在治疗疾病时，应对病人进行积极的心理治疗。由于许多疾病具有病程长、病情重等特点，以及各人的身体、心理素质不同。疾病过程中，由于精神心理障碍而发生的神志病变并不少见，但这些情况往往与真正的疾病混淆，不易分开。因此，医生治疗时重视心身因素，从整体进行考虑显得十分重要。

　　中医心理治疗的内容可分两大类，一类是单纯性心理疗法，包括思维诱导、情志相胜以及祝由法；另一类是用药与心理治疗相结合。这两类方法在历代医书中数不胜数，典型如《伤寒论》中以烧裈散治疗阴阳易病，实际上起着一种安慰剂的作用。这些心理治疗方法皆可根据具体情况，应用在疾病的过程中。现代医学研究认为，在治疗疾病时，医生如能最大限度地调动患者的主观能动性和顺应性，使患者了解病情，信任医生，配合治疗，往往可以避免精神心理因素导致的神志病变的发生，或降低神志病证对疾病预后的影响，从而取得更好的疗效。

　　医案中许多描述和治疗，看起来似乎有些玄虚，但患者均有不同程度心理异常，灵胎所用之法也与中医的心理暗示疗法——"祝由"有关。早在《灵枢·贼风》中即提到了祝由治疗的病因："黄帝曰：'今夫子之所言者，皆病人之所自知也，其毋所遇邪气，又毋怵惕之所志，卒然而病者，其何故也？唯有因鬼神之事乎？'岐伯曰：'此亦有故邪留而未发，因而志有所恶，及有所慕，血气内乱，两气相搏。其所从来者微，视之不见，听而不闻，故似鬼神。'黄帝曰：'其祝而已者，其故何也？'岐伯曰：'先巫者，因知百病之胜，先知其病之所从生者，可祝而已也。'"从此段描述中可以看出，在远古时代先哲们就已经认识到某些疾病的成因与精神情志刺激导致的气血运行逆乱有关，久而久之，可能这些无意识的心理波动会引起躯体症状，状如鬼神所做。"心病还需心药医"，且当时处于"毒药未兴，针石未起"之时，通过"知百病之胜"及"病所从生"的祝由可以转移患者精神，调整患者的气机，使精神内守，达到却病愈疾的治疗目的。因此，中医"祝由"疗法体现出了医学心理学上的暗示治疗手段，完全可以与巫术迷信相区别，我们应提炼出传统祝由中的精华部分加以发扬，而摒弃传统祝由中巫所具有的沟通鬼神、通天达地的迷信成分。

瘟 疫

案 20　昆山瘟疫大流行，清解辟邪忌温燥

雍正十年[1]，昆山[2]瘟疫大行，因上年海啸，近海流民数万，皆死于昆，埋之城下。至夏暑蒸尸气[3]，触之成病，死者数千人。汪翁天成，亦染此症，身热神昏，闷乱烦躁，脉数无定。余以清凉芳烈，如鲜菖蒲、泽兰叶、薄荷、青蒿、芦根、茅根等药，兼用辟邪解毒丸散进之，渐知人事。因自述其昏晕时所历之境，虽言之凿凿，终虚妄不足载也。余始至昆时，惧应酬不令人知，会[4]翁已愈，余将归矣。不妨施济，语出而求治者二十七家，检其所服，皆香燥升提之药，与证相反。余仍用前法疗之，归后有叶生为记姓氏，愈者二十四，死者止三人，又皆为他医所误者，因知死者皆枉。凡治病不可不知运气之转移，去岁因水湿得病，湿甚之极，必兼燥化，《内经》言之甚明，况因证用药，变化随机，岂可执定往年所治祛风逐湿之方，而以治瘟邪燥火之证耶？

雄按：风湿之邪，一经化热，即宜清解，温升之药，咸在禁例。喻氏论疫，主以解毒，韪[5]矣。而独表彰败毒散一方，不知此方虽名败毒，而群集升散之品，凡温邪燥火之证。犯之即死，用者审之。

【注释】

[1] 雍正十年：据《清史稿》：“（雍正）十一年，……昆山疫”，当为雍正十一年。

[2] 昆山：地处江苏省东南部，上海与苏州之间，清时隶属苏州府。

[3] 尸气：人的尸体腐烂时所散发出来的气味。

[4] 会：恰好，正好。

[5] 韪（wěi）：是，对。

【赏析】

大灾之后，必有大疫。大量死者的尸体得不到妥善处理，腐烂败坏，污染空气水源，又值夏暑高温，促成了此次瘟疫流行。患者见身热神昏，烦躁，脉数，显为暑热之邪，内扰心神；兼见气闷烦乱（闷乱），为暑多挟湿，阻滞气机，升降失常，故治疗当轻清涤暑，芳香化浊解毒。鲜菖蒲、泽兰叶、薄荷、青蒿、芦根、茅根均为芳香之品。菖蒲化痰开窍、宁心安神、化湿和胃，灵胎其言"能于水石中横行四达，辛烈芳香，则其气之盛可知，故入于人身，亦能不为湿滞痰涎所阻"；泽兰"芳香透达，节实茎虚，能于人经络受湿之处分疏通利，无所隔碍，盖其质阴而气阳，故能行乎人身之阴而发之于阳也"（《神农本草经百种录》），而能活血利水；薄荷、青蒿解暑，清利头目；芦根、茅根清热生津利尿。

王孟英在案后点评时肯定灵胎的治法外，亦提醒医者注意，并非方名"解毒"者皆可用于瘟疫。如喻嘉言十分推崇的"人参败毒散"，方中羌活、独活、柴胡、川芎等温燥升散药较多，实出于《太平惠民和剂局方》，不可用于暑热疫病。

本案言其时间为"雍正十年"，然考《清史稿》中雍正九年、十年未有昆山洪水、瘟疫的记载。《清史稿·志十五（灾异一）》中记有"（雍正）十一年，镇洋大疫，死者无算；昆山疫；上海大疫，宝山大疫"，再结合"（雍正）十年……七月，苏州大风雨，海溢，平地水深丈馀，漂没田庐人畜无算；镇洋飓风，海潮大溢，伤人无算；昆山海水溢；宝山飓风两昼夜，海潮溢，高丈馀，人多溺毙；嘉定海溢；崇明海溢，溺人无算；青浦大风海溢。八月，昆山海水复溢，溺人无算"，可知应为雍正十年（1732）江浙沿海一带海啸，居民死伤惨重，第二年（雍正十一年）上述地区发生瘟疫。既与正史吻合，也符合疫病发生发展的规律，故当为"雍正十一年"。推测本书为灵胎晚年所记，相隔多年回忆，所录时间略有偏差。

灵胎在案后言"治病不可不知运气之转移"，证明这位多才多艺的才子，对运气学说同样颇有研究。雍正十一年（1733）癸丑，火运不及，太阴湿土司天，太阳寒水在泉。按运气学说，火运不及，又遇寒、湿主事，阳气受郁，应当用苦温燥湿、辛温散寒之品。运气学说对于指导中医临床用药有一定意义，但某些医生胶柱鼓瑟，不知变通，灵胎在《医学源流论·司天运气论》提出了批评："至于人之得病，则岂能一一与之尽合？一岁之中，不许有一人生他病乎"，"凡运气之道，言其深者，圣人有所不能知；及施之实用，则平正通达，人人易晓。但不若今之医者所云，何气司天，则生何病，正与《内经》圆机活法相背耳"，认为司天运气之说，不过是黄帝言天人有相应之理，至于人之得病，岂能一一与之尽合。治病应当见病治病，以平为期。在本案中即指出：去年大水，今年寒、湿主事，火运不及，"湿甚之极，必兼燥化"，不能沿用往年的方法祛风逐湿，而选用清凉芳烈的药物以辟秽解毒才是正确方法。这种对五运六气之说既不否定，也不胶滞，不在二者之间搞机械的相互对应的观点，确有见地。

暑

案21 暑邪闭窍气方绝，一剂回生借舟还

同学赵子云，居太湖之滨[1]，患暑痢[2]甚危，留治三日而愈。时值亢旱，人忙而舟亦绝少，余欲归不能。惟邻家有一舟，适有病人气方绝，欲往震泽[3]买棺，乞借一日不许。有一老妪指余曰：此即治赵某病愈之人也。今此妇少年，恋生甚，故气不即断，盍[4]求一诊。余许之，脉绝而心尚温，皮色未变，此暑邪闭塞诸窍，未即死也。为处清暑通气方，病家以情不能却，借舟以归。越[5]数日，子云之子来，询之，一剂而有声，二剂能转侧，三剂起矣。

【注释】

[1] 太湖之滨：太湖，位于无锡市西部，苏、浙、皖三省交界处。滨，水边。

[2] 暑痢：病名，指感受暑邪引发的痢疾。因夏天感受暑热，内夹积滞，伤于肠胃所致。有腹中绞痛，下痢赤白，发热，面垢，汗出，呕逆，烦渴多饮，小便不利等症。《丹溪心法·痢》："暑痢而脉虚者，香薷饮，或清暑益气。"《证治要诀·大小腑门》："若感暑气而成痢疾者，其人自汗发热，面垢呕逆，渴欲引饮，肠内攻刺，小便不通，瘀血频并……"。

[3] 震泽：地名，即震泽镇，隶属于江苏省苏州市吴江区，位于吴江区西部，江浙交界处，北濒太湖，东靠麻漾，南壤铜罗，西与浙江南浔接界。

[4] 盍（hé）：何不，盍是"何不"的合音。如：《左传·桓公十一年》：盍请济师于王？

[5] 越：经过，越过。

【赏析】

徐灵胎同学赵子云，患暑痢甚为严重，经灵胎治疗三日后痊愈，后被一老妇

人介绍给另一刚断气的女患者治病，此患者病情非常严重，仅剩下一口气未断，患者家属准备去买棺置办后事。灵胎接诊后说脉虽然没有了，但心区是温的，身上颜色也未发生改变，由此推断出病者尚未死，为暑邪闭塞诸窍，处以清暑通气方，可能为清暑益气汤加减，清解暑热，暑去则窍自通。一剂服下后病者便能说话发出声音了，二剂便可转身，三剂便可起床。此案例中患者窍闭后无脉，心区肤温，皮色未变，灵胎果断的舍脉从证，再根据季节气候特点诊断为暑邪闭窍，准确用药，使病人起死回生。

案 22　紫金通窍清暑热，救回林家巷中母

余寓[1]郡[2]中林家巷，时值盛暑[3]，优人某之母，忽呕吐厥[4]僵，其形如尸，而齿噤[5]不开，已办后事矣。居停[6]之仆，怂[7]优求救于余。余因近邻往诊，以箸[8]启其齿，咬箸不能出。余曰：此暑邪闭塞诸窍耳。以紫金锭二粒，水磨灌之，得下，再服清暑通气之方。明日，余泛舟游虎阜[9]，其室临河，一老妪[10]坐窗口榻[11]上，仿佛病者。归访之，是夜黄昏即能言，更服煎剂而全愈。此等治法，极浅极易，而知者绝少。盖邪逆上，诸窍皆闭，非芳香通灵之药，不能即令通达，徒[12]以煎剂灌之，即使中病，亦不能入于经窍，况又误用相反之药，岂能起死回生乎？

【注释】

[1] 寓：原指寄居，后泛指居住，住的地方。

[2] 郡（jùn）：从邑，君声。从"邑"，表示与行政区域有关。本义指古代的行政区域。始见于战国时期，在秦代以前比县小，从秦代起比县大，明清时称为府。《说文》曰："郡，周制，天子地方千里，分为百县，县有四郡，故〈春秋传〉曰，上大夫受县，下大夫受郡是也……古者县大郡小，秦以后郡大县小。"

[3] 盛暑：大热天，酷暑。

[4] 厥：病证名。出《素问·厥论》。泛指突然昏倒，不省人事，手足僵冷一类的病证。《素问·大奇论》："暴厥者，不知与人言。"

[5] 齿噤：牙关紧闭为一种临床症状，表现是上下牙列紧密闭锁，不能启动，以致不能开口，摄取食物以及说话极其困难，属中医"口噤"范畴。《普济方》中专列有"齿噤"一节。

[6] 居停：古代城镇中一些房主兼营的旅馆、仓库。

[7] 怂（sǒng）：鼓动别人去做某事。

[8] 箸（zhù）：见前案6下注释2。

[9] 虎阜（fù）：即苏州虎丘。

[10] 妪（yù）：见前案17下注释6。

[11] 榻（tà）：狭长而较矮的床，亦泛指床。

[12] 徒：只；仅仅。

【赏析】

本案老年患者，在酷暑天忽然呕吐，四肢僵冷，牙关紧闭，徐灵胎分析其病机为暑邪闭塞诸窍，认为是邪逆于上导致诸窍闭塞，非芳香通灵之药，不能即令通达，故先用紫金锭两粒行气通窍，后再用清暑通气方，当晚便能开口说话，接着服用煎剂而痊愈。紫金锭又名解毒万病丹，为灵胎常用的急救中成药，并收录所著之《兰台轨范·卷一》，具有解毒辟秽化浊，活血散结消肿、清热安神开窍等功效，临床应用范围较广。灵胎言其"治一切药毒，菰子、鼠莽、恶菌、疫死牛马、河豚等毒，及时行瘟疫，山岚瘴疟，缠喉风，黄疸，赤眼疮疖，热毒上攻。或自缢溺水，打扑伤损，痈疽发背，鱼脐疮肿，百虫蛇犬所伤，男子妇人癫邪狂走，鬼胎鬼气，并宜服之。"

徐氏在此案中治疗的是暑邪闭窍而致的厥证，病证属实证，故用紫金锭，取其行气开窍之功，待厥苏神醒后再用清暑之常法，同时灵胎强调此类疾病如果不用芳香通窍药，而用寻常清热解暑之品，即使服下，也会因机体气机闭阻、九窍内闭，药力无法通过经络到达病所发挥作用。若是辨证错误就更不用说了，故医生辨证用药准确至关重要。

案 23　暑热坏证阳将越，参附回阳西瓜啖

芦墟[1]迮[2]耕石，暑热[3]坏证[4]，脉微欲绝，遗尿谵语[5]，循衣摸床[6]，此阳越之证，将大汗出而脱。急以参附加童便[7]饮之，少苏而未识人也。余以事往郡，戒其家曰：如醒而能言，则来载我。越三日来请，亟[8]往。果生矣。医者谓前药已效，仍用前方，煎成未饮。余至，曰：阳已回，火复炽，阴欲竭矣，附子入咽即危。命以西瓜啖[9]之，病者大喜，连日啖数枚，更饮以清暑养胃而愈。后来谢述昏迷所见，有一黑人立其前，欲啖之，即寒冷入骨，一小儿以扇驱之，曰：汝不怕霹雳耶？黑人曰：熬尔三霹雳，奈我何？小儿曰：再加十个西瓜何如？黑人惶恐而退。余曰：附子古名霹雳散，果服三剂，非西瓜则伏暑何由退？其言皆有证据，亦奇事也。

雄按：袁简斋太史作《灵胎先生传》载此案云，先投一剂，须臾[10]目暝[11]能言，再饮以汤，竟跃然起。故张柳吟先生以为再饮之汤，当是白虎汤。今原案以西瓜啖之，因西瓜有天生白虎汤之名。而袁氏遂下一汤字，致启后人之疑。序事不可不慎，此类是矣。

【注释】

[1] 芦墟：地名，在江苏省苏州市吴江区。

[2] 迮（zé）：姓氏。

[3] 暑热：广义指暑天一般热证。狭义指小儿夏季热，古称"疰夏"。婴幼儿每逢夏季长时期发热，或暮热早凉，伴有口渴、多尿、无汗或少汗等症状。

[4] 坏证：证，通"症"。指顽症，重病。宋·崔与之《送聂侍郎子述》诗："要得处方医坏证，便须投矢负全筹。"

[5] 谵语：是急性热病中病邪累及心神出现的一个症状。此处指病中神志不清，胡言乱语。

[6] 循衣摸床：证名，亦作捻衣摸床。出自《伤寒论·辨阳明病脉证并治》。两手不自主地抚捻衣被或以手循摸床沿，多与撮空捻线症候并见。是疾病危重的

象征，多见于持续高热，邪实正虚或元气将脱的危重病证。

[7] 童便：10 岁以下的童子尿叫童便（分干性和湿性），满月前一天男孩清晨的第一泡尿入药，首载于梁代陶弘景《名医别录》。取健康人之小便，"童男者尤良"，故常用儿童之尿，又称为童便。其味咸，性寒，能滋阴降火、凉血散瘀，并有治疗阴虚火升引起的咳嗽、吐血、鼻出血及产后血晕之功效。它一般是作为药引之用，以增加药的疗效。

[8] 亟（jí）：见前案 4 下注释 4。

[9] 啖（dàn）：吃，如《广雅》："啖，食也。"

[10] 须臾（yú）：衡量时间的词语，此处指一段很短的时间或片刻之间。

[11] 目瞑（míng）：指眼闭不想睁开的病症。

【赏析】

此案患者亦是感受暑热，出现脉微欲绝，遗尿谵语，捻衣摸床等亡阳证候，此为汗出过多，耗伤阳气，心神失养所致。对此亡阳急诊，徐氏当机立断，急予参附汤回阳救逆。同时加入童便防服药时格拒，取童便咸降滋阴之性，引阳药达于至阴而通之。同时强调，当用药至患者亡阳急症已除，阳气恢复之时，则不能继续再服用此大温大补之药。因阳气恢复后，如仍服用则温燥助热，火热复炽，孤阳独亢，阴津耗竭。因此，附子不能再用，徐氏及时易方，以西瓜代药几日后再投以清暑养胃之剂而痊愈。病愈后患者自己诉说昏迷时见到黑衣人和一小儿。对此现代有文献报道说是封建迷信，不可信，实乃误解。据笔者临证体会，高热神昏或某些急危重症患者，脏腑精气衰竭，脏腑之神外露，多会出现此征象。黑色乃肾之色，今暑热大汗伤津，阳随阴脱，心肾阳脱。黑衣人为肾之神外露。黑衣人与小儿的对话反应出体内邪气与正气，病气与药气斗争之情景。

西瓜又名寒瓜，原产南非，五代时从西域传入我国，故称"西瓜"。汪颖在《食物本草》中称其为"天生白虎汤"。白虎汤有清热生津之功，是治疗阳明高热证及暑热烦渴的最佳良药。谓其"天生白虎汤"，即指西瓜与其同功之喻。故此处灵胎用西瓜，不选用汤剂，可见其治病是尽量采取简便的办法去施治，而不是一味的拘泥于汤剂治疗。

案 24　暑热大汗亡阳证，立下军令进参附

毛履和之子介堂，暑病热极，大汗不止，脉微肢冷，面赤气短，医者仍作热证治。余曰：此即刻亡阳矣，急进参附以回其阳。其祖有难色。余曰：辱[1]在相好，故不忍坐视，亦岂有不自信而尝试之理？死则愿甘偿命。乃勉饮之。一剂而汗止，身温得寐，更易以方，不十日而起。同时东山许心一之孙伦五，病形无异，余亦以参附进，举室皆疑骇[2]，其外舅席际飞笃[3]信余，力主用之，亦一剂而复。但此证乃热病所变，因热甚汗出而阳亡。苟非脉微足冷，汗出舌润，则仍是热证，误用即死，死者甚多，伤心惨目。此等方非有实见，不可试也。

雄按： 舌润二字，最宜切记。

【注释】

[1] 辱：谦辞。承蒙。

[2] 骇（hài）：惊惧，惊叹。《说文》："骇，惊也。"

[3] 笃（dǔ）：忠实，一心一意。

【赏析】

此案例是暑热导致的亡阳。案中病者因见大汗面赤之症，故医者作热证辨治。灵胎则认为病虽暑热，而脉微足冷，面虽赤，而气短，且汗出舌润，乃为阳将亡之脱证，故用回阳救逆之法，投以参附回阳，一剂即令患者化险入夷。徐氏亦在此医案中强调了治疗暑热可用温热类药的要点：暑热病所致亡阳脱证，临床表现必须具备脉微足冷，汗出舌润，否则仍作热证论治。王孟英案后强调须有舌润，确为辨证要点，画龙点睛，学者当识。

案 25　香店楼上暑证危，先服至宝后清润

阊门[1]内香店某姓，患暑热之证，服药既误，而楼小向西，楼下又香燥之气，薰灼津液，厥不知人，舌焦目裂。其家去店三里，欲从烈日中抬归以待毙。余曰：

此证固危，然服药得法，或尚有生机。若更暴于烈日之中，必死于道矣。先进以至宝丹，随以黄连香薷饮，兼竹叶石膏汤加芦根，诸清凉滋润之品，徐徐灌之。一夕而目赤退，有声，神气复而能转侧；二日而身和，能食稀粥，乃归家调养而痊。

雄按：此证已津液受灼，舌焦目裂矣，则用至宝丹，不如用紫雪，而香薷亦可议也。

【注释】

[1] 阊（chāng）门：乃苏州古城之西门，通往虎丘方向。

【赏析】

此案例病者感受暑热，未及时服药而又住于地处阳光较烈的西面，且楼下又有香燥之气熏烁，出现舌焦目裂，厥不知人等暑热之邪内闭之危象，灵胎先与至宝丹清热化浊开窍，随以黄连香薷饮兼竹叶石膏汤加芦根等徐徐灌服，一夕神清气复，二日身和能食。黄连香薷饮在《丹溪心法·卷一》解释其功效为清热解暑，利湿止泻，治疗暑湿内侵，泻如水注，小便短赤等症。竹叶石膏汤在《伤寒论》中则为治"伤寒解后，虚羸少气，气逆欲吐"证，用于热病后期，余热未清，气津两伤，胃气不和所致气逆欲呕。此处二方合用，取其清热解暑化湿并防止暑热伤及病者胃肠继而引起呕吐、泄泻等症。同时方中加清热生津，除烦，止呕，利尿的芦根以进一步加强汤剂的疗效。

王孟英指出：此案例患者津液受灼，耗损厉害，舌焦目裂，用紫雪效果会更好，香薷之类尚需斟酌。紫雪、至宝丹、安宫牛黄丸因其疗效独特，使用方便，被后世医家称为"凉开三宝"。皆可用于温邪热毒内陷心包的热闭证，症见高热，神昏，谵语，抽搐，痉厥等。均有清热开窍之功，可治疗热闭心包之证。但至宝丹长于开窍醒神，化浊辟秽，适用于痰浊偏盛、神昏较重之证；紫雪开窍之力逊于至宝丹，但长于熄风止痉，故对热闭心包及热盛动风，神昏而有痉厥者，较为适合。笔者以为，根据病者发病季节，夏季暑热夹湿的特点，选至宝丹较好，王孟英认为选择紫雪较好，当时注意到患者"舌焦目裂"热盛津伤较重之故。两位医家对选择凉开药的不同观点，可能与个人习惯及所选的辨证角度偏重不同有关。

案 26　暑热无汗神昏证，滋润清芳三剂解

常熟[1]席湘北，患暑热证，已十余日，身如炽炭，手不可近，烦躁昏沉，聚诸汗药，终无点汗。余曰：热极津枯，汗何从生？处以滋润清芳之品，三剂。头先有汗，渐及手臂，继及遍身而热解。盖发汗有二法，湿邪则用香燥之药，发汗即以去湿；燥病则用滋润之药，滋水即以作汗。其理易知，而医者茫然，可慨也。

【注释】

[1] 常熟：简称虞，因"土壤膏沃，岁无水旱之灾"得名"常熟"，是一座千年古城，苏州市下辖的县级市。

【赏析】

《素问·生气通天论篇第三》中言"体若燔炭，汗出而散"，指出病人发热，身体像烧红的火炭炽热时，使其汗出而热散。此案例中病者患暑热证十余日，身如炽炭，手不可近，可谓是体若燔炭，其他医生用了许多发汗药，始终无汗可出。而灵胎则根据暑热易伤津耗液之特点，结合病者病情，即患暑热已十余日，体内津液已耗损枯竭的特点，指出"热极津枯，汗何从生"，采用滋润清芳之药以滋汗源使之汗出热解。此处未明确指出滋润清芳之品用的何方剂，但根据前面几则案例中记载，此处的清润之品可能为竹叶石膏汤加减，另可加入生津止渴的芦根、茅根以加强滋养汗源的力量；加入的芳香类解暑药可能为香薷、佩兰、藿香、豆蔻等类。案例末尾灵胎总结了发汗的两大原则：一、病者因体内有湿气无汗者用芳香类燥性药发汗；二、病者因体内津液匮乏致燥而无汗者，用滋养津液的办法使汗源充足则汗自可发出。综上观之，灵胎对"体若燔炭，汗出而散"，是驾驭有余的。因此，从疾病之本去把握该如何"汗出而散"，值得我们学习。

案 27　席氏尸厥脉象微，紫金服后果汁灌

洞庭后山席姓者，暑邪内结，厥逆[1]如尸，惟身未冷，脉尚微存，所谓尸厥[2]

也。余谓其父曰：邪气充塞，逼魂于外，通其诸窍，魂自返耳。先以紫金锭磨服，后用西瓜、芦根、萝卜、甘蔗打汁，时时灌之，一日两夜，纳[3]二大碗而渐苏。问之，则曰：我坐新庙前大石上三日，见某家老妪，某家童子，忽闻香气扑鼻，渐知身在室中，有一人卧床上，我与之相并，乃能开目视物矣。新庙者，前山往后山必由之路，果有大石，询两家老妪、童子俱实有其事。此类甚多，不能尽述，其理固然，非好言怪也。

【注释】

[1] 厥逆：病症病机名。从病症而论，指突然昏倒，不省人事，伴四肢逆冷（手冷可过肘，足冷可过膝）而能复苏为主要表现的一种病证；从病机而论，指因气机失常，气逆上冲所致的疾病。

[2] 尸厥：病名，厥证之一，厥而其状如尸的病证。

[3] 纳：收入，放进。

【赏析】

此案例为患者感受暑令时疫之邪毒较盛者。暑邪内闭诸窍使阳气不能透达于外，故见四肢逆冷，但脉可见，为尸厥，故病可治。先采用辟瘟解毒开窍之药紫金锭通达诸窍，急则治标；暑热升散，易伤津耗气，故再用西瓜、芦根、萝卜、甘蔗清凉滋润之品，时时灌之，以治疗善后，二日而醒。醒后自诉昏迷中到附近新庙之事，经确认后，与病者描述一致，灵胎认为此属"邪气充塞"体内，"逼魂于外"导致。此类现象的真正发生机制有待现代科学进一步研究。

案28 龚氏暑热阳将脱，力排众议服参附

阊门[1]龚孝维，患热病，忽手足拘挛[2]，呻吟不断，瞀乱[3]昏迷，延[4]余诊视，脉微而躁，肤冷汗出，阳将脱矣。急处以参附方。亲戚满座，谓大暑之时，热病方剧，力屏[5]不用。其兄素信余，违众服之，身稍安。明日更进一剂，渐苏能言，余乃处以消暑养阴之方而愈。

【注释】

[1] 阊（chāng）门：见案 25 下注释。

[2] 拘挛：指筋骨拘急挛缩，肢节屈伸不利。

[3] 瞀（mào）乱：昏乱；精神错乱。

[4] 延：见前案 13 下注释 4。

[5] 屏：同"摒"，舍弃，放弃。

【赏析】

此案例患者暑热伤津耗液，热扰心神，致手足拘挛，呻吟不断，神志昏迷。盖暑性升散，暑邪易于上犯头目，内扰心神，又可致腠理开泄而大汗出。一般情况下应清热解暑，益气生津。然本案患者伴见脉微而躁，肤冷汗出，则属汗出过多，气随液泄的亡阳脱证。急则治标，故急当用参附汤益气回阳固脱；待阳回后再"处以消暑养阴之方"（当为清暑益气汤类），缓则治本，调治而愈。

暑邪其性炎热，根据"热则寒之"的治疗原则，多用清解之法，此为常法；然医生在临床上需根据病人的病情灵活调整，汗为心液，津能载气，汗大出既可伤津亦可耗气损阳，现患者已至元气将脱的亡阳危证，则需及时回阳固脱，此为变法。此案例进一步反映出徐灵胎知常达变，遇到危急重症时能果断排除众议、当机立断、准确的进行辨证处方用药的高超医术。

案 29　伤心蒋友被医误，《慎疾刍言》醒世人

郡中友人蒋奕兰，气体壮健[1]，暑月于亲戚家祝寿，吃汤饼过多，回至阊门，又触臭秽，疹暑夹食，身热闷乱。延医治之，告以故，勉用轻药一剂，亦未能中病也。况食未消而暑未退，岂能一剂而愈。明日复诊曰：服清理而不愈，则必虚矣。即用参附，是夕[2]烦躁发昏，四肢厥冷，复延名医治之，曰：此虚极矣。更重用参附，明日热冒昏厥而毙。余往唁[3]之，伤心惨目，因念如此死者，遍地皆然，此风何时得息？又伤亲故多遭此祸，归而作《慎疾刍言》，刻印万册，广送诸人，冀[4]世人之或悟也。

雄按：《慎疾刍言》，今罕流传，海丰张柳吟先生加以按语，改题曰《医砭》，欲以砭庸流之陋习也。余已刊入丛书。

【注释】

［1］壮健：强壮，强健；强健的人；雄壮劲健。

［2］夕：泛指晚上。

［3］唁（yàn）：吊丧，对遭遇丧事表示慰问。

［4］冀：希望。

【赏析】

此案例重点强调的是对于"痧暑夹食"之实证不可补。灵胎好友蒋奕兰患"痧暑夹食"之实证，医生予一剂泻药未见成效。次日复诊时医者认为采用泻药无效，是虚证，便改用参附汤补虚。日落时病情突变，出现烦躁发昏，四肢厥冷。医者误认为是虚证太盛，便加重参附用量，致热更盛于里，昏厥而亡，所谓热深厥亦深也，辨证错误便会致病者丧失性命。灵胎面对好友蒋奕兰患"痧暑夹食"之实证，一再为庸医滥用温补所害，目击神伤，痛心疾首地感慨："因念如此死者，遍地皆然，此风何时得息？又伤亲故多遭此祸，归而作《慎疾刍言》，刻印万册，广送诸人，冀世人之或悟也。"可见当时的滥用温补之风是何等盛行，又有多少病人死于此等庸医之手。

同是参附，灵胎用以救人，庸医则用之杀人，本案用意在于警示世人。

暑证小结

  本门暑证九案，均非一般伤暑轻证，案 21、22、27 为暑邪闭窍，厥逆如尸；案 23、24、25、28 为暑热坏证，灵胎先生对此类危急重症，处置得当，力挽狂澜，起死回生，读来酣畅淋漓，令人拍案叫绝。其中案 23 为灵胎名案，当时即在吴中广为流传，并被清代文学家袁枚写入《徐灵胎先生传》中。

  暑证以清暑泄热为基本治法；病情危重，则当先分闭证或脱证。若暑热闭窍，则急当芳香开窍，根据情况先以至宝丹或紫金锭灌服（热重用至宝丹，湿浊重用紫金锭），再用清热解暑之类汤药治疗。暑易耗气伤津，若汗多亡阳，则当用参附之类回阳固脱，如案 23、24、28。对于参附，使用时应当注意：一则参附温燥，与暑邪相违，治疗脱证时仅作权宜之计，一待阳回，即当停用，改用清暑养胃汤药善后，如案 23 中灵胎即叮嘱家属，"如醒而能言"，则来找他换方，并叫停了"煎成未饮"的有效前方，言"阳已回，火复炽，阴欲竭矣，附子入咽即危"；二则应严格掌握参附的使用指征，否则"误用即死"。同是参附，灵胎用以救人，庸医则用之杀人，案 29 为其明证。其使用指征为案 24 中所言"脉微足冷，汗出舌润"，王士雄点评"舌润二字，最宜切记"，学者当识。另外，暑病重证也并非全为亡阳证，须知汗多既耗气又伤津，亦可伤阴，如以阴伤为主，则当治以清润，如案 26。可见，临床总以辨证为要。

暑邪热呃

案 30　席氏暑邪热呃证，一食西瓜奇效生

东山席士俊者，暑月感冒，邪留上焦，神昏呃逆，医者以为坏证[1]不治，进以参附等药，呃益甚。余曰：此热呃[2]也。呃在上焦，令食西瓜，群医大哗。病者闻余言即欲食，食之呃渐止，进以清降之药，二剂而诸病渐愈。

【注释】

[1] 坏证：见前案 23 下注释 4。

[2] 热呃：热呃，病证名。因胃火上逆，或痰火郁遏所致的呃逆。

【赏析】

此案例患者暑月感冒后致邪犯上焦，出现神昏呃逆。呃逆的病位在膈，病变关键为肺胃之气逆，使膈间气机不畅，逆气上出于咽喉间而见呃呃连声。本案呃逆为感受暑热之邪所致。暑为阳邪，其性炎热，故致病表现有神昏症状；暑多夹湿，易于暑湿合邪侵犯伤人，导致脾胃运化失常之证。脾失健运，胃失和降，逆气动膈，故致呃逆。《证治汇补·呃逆》言："火呃，呃声大响，乍发乍止，燥渴便难，脉数有力……治当降气化痰和胃为主，随其所感而用药……热郁者，清下之……虚而夹热者，当凉补。"前医作虚证治疗，进以参附等补药，致呃逆之症加重。

由于热呃主要病机是由于胃火上逆所致，用参附等温补之剂势必火上浇油。"热呃可降可清，火静而气自平也"（《景岳全书·杂证谟·呃逆》），治疗当以清热和胃，降逆止呃为主。又"夏暑发自阳明"，暑热为火邪，势炎性烈，中人极速，多易径犯阳明，损及胃阴，故用药应兼以益胃养阴、和胃止呃。灵胎以西瓜进行治疗。西瓜性寒，味甘，王士雄在《随息居饮食谱》中言其"清肺胃，解暑热，

除烦止渴，醒酒凉营，疗喉痹、口疮，治火毒时证。虽霍乱泻痢，但因暑火为病者，并可绞汁灌之"，并赞为"天生白虎汤"，将其与医圣张仲景在《伤寒论》中创制的治疗气分热盛的千古名方相比，也说明了西瓜清热解暑的神奇效果。《本经逢原》载："西瓜，能引心包之热，从小肠、膀胱下泄；能解太阳、阳明中暍及热病大渴，故有天生白虎汤之称"。因具有清热解暑之功，可治胸膈气壅，满闷不舒，暑热、中暑等证。灵胎运用食疗，其味甘甜，既可增强患者的依从性，又减轻脾胃负担，可谓一举两得。加之"病者闻余言即欲食"，亦说明方药对证。病者吃后果然呃逆逐渐止住。然后再用清热降逆止呃之药进行治疗至痊愈。

案 31　七旬沈翁得呃逆，枇杷芦根清降止

又有戚沈君伦者，年七十，时邪内陷而呃逆，是时余有扬州之行，乃嘱相好尤君在泾曰：此热呃也，君以枇杷叶、鲜芦根等清降之品饮之必愈。尤君依余治之亦痊。盖[1]呃逆本有二因：由于虚寒，逆从脐下而起，其根在肾，为难治；由于热者，逆止在胸臆[2]间，其根在胃，为易治，轻重悬绝。世人谓之冷呃，而概从寒治，无不死者。死之后，则云凡呃逆者，俱为绝证。不知无病之人，先冷物，后热物，冷热相争，亦可呃逆，不治自愈，人所共见，何不思也？

【注释】

[1] 盖：文言虚词，发语词。

[2] 胸臆：胸部。臆，《说文》："胸骨也"。

【赏析】

此案例所治呃逆是由时邪内陷所致热呃，用枇杷叶、鲜芦根饮之而愈。枇杷叶《本经逢原·卷三》言其："枇杷味甘色黄，为脾家果……其叶气味俱薄，故入肺胃二经，治夏月伤暑气逆最良。近世治劳嗽无不用之，盖取其和胃下气，气下则火降痰消，胃和则呕定哕止"，具有清肺化痰止咳，降逆止呕之功效，能清胃热降胃气而止呃逆。鲜芦根性味甘寒，"无毒……主消渴，胃中客热。利小便，治噎哕、反胃呕逆、不下食"（《本经逢原·卷二》），能清热生津，除烦止呕，用于热

病烦渴，胃热呕吐。芦根既能清热和胃止呕，又不滋腻碍胃，故为治胃热呕哕之要药，鲜用药力更强。病轻者单用即可，重者常配合他药联用，以增强清热降逆，和中止呕之功。全方甘寒用药，体现了徐氏反对滥用温补的思想。亦可看出灵胎用药精当，尽量首先采用简单易行的办法。

最后灵胎总结呃逆病因有二个方面：因肾阳虚寒引起的则难治；因于热，为胃热上逆引起者则易治。当时社会风气均将呃逆作冷呃，一律作为寒性病证治疗，从而导致误治而亡多见。明是辨证用药不对，反说呃逆是不治之绝症。同时灵胎又特意指出健康之人由于饮食不注意，先食寒凉食物，随后接着食用热性的，冷热相激也可致呃逆，但这种情况不用治疗便可自愈。

疟

案 32　姜郎久疟夜大汗，幸得早示服参附

　　洞庭姜锡常长郎佩芳，体素弱而患久疟，时余应山前叶氏之招，便道往晤[1]，佩芳出，诊色夭[2]脉微，而动易出汗。余骇曰：汝今夕[3]当大汗出而亡阳矣，急进参附，或可挽回。其父子犹未全信，姑[4]以西洋参三钱，偕附子饮之，仍回叶宅。夜二鼓[5]叩门声甚急，启门，而锡常以肩舆[6]来迎，至则汗出如膏，两目直视，气有出无入，犹赖服过参附，阳未遽[7]脱。适余偶带人参钱许，同附子、童便灌入，天明而汗止阳回，始知人事。然犹闻声即晕，倦卧不能起者两月，而后起坐。上工治未病，此之谓也。如此危急之证，不但误治必死，即治之稍迟，亦不及挽回。养生者，医理不可不知也。

【注释】

[1] 晤（wù）：见面。

[2] 色夭：病状名。指面色枯槁无华。主精气已衰，病重难治，见于久病津液气血耗损严重的患者。《灵枢·决气》言"液脱者，骨属屈伸不利，色夭。"面色由泽转夭，是病趋重危；由夭转泽，是病情好转。

[3] 今夕：今晚；当晚。

[4] 姑：暂且，苟且。

[5] 二鼓：即二更，古代夜晚用鼓打更，故二更天被称为二鼓。

[6] 肩舆（yú）：见前案 14 下注释 4。

[7] 遽（jù）：立刻；马上。

【赏析】

　　此案病者为虚疟，《金匮翼》云："虚疟者，或体虚而病疟，或因疟而致虚。

六脉微弱，神气倦怠，是以补养正气为主。"病者本体虚，又患疟疾，致久疟。面色枯槁无华，脉象微弱，动则易汗出，灵胎根据这些临床症状判断患者当晚便会大汗出而亡阳，建议急予参附汤益气回阳救脱或许可以救治过来。但患者家属未全信不用人参，而采用性凉，具有补气养阴，清热生津作用的西洋参，再加附子。至二更时病者病情突变有欲脱之势，因病者家属之前让患者服用过参附，才使得没有立即阳脱。灵胎接诊时继续采用参附进行回阳救脱，并加童便作药引增加其疗效。由于病者家属没有第一时间内听取灵胎的意见，采用西洋参而非补气固脱的人参，导致后来病情变化，即使喝了参附也是稍晚了些，导致仍不能起床，二个月后才恢复元气。鉴于此，灵胎很是感慨：对于危急重症，误治必死，晚治几乎就会无法挽回生命，因此需要预先准确的进行辨证治未病。对于养生的人，这个道理不可不知，不要等到疾病发生再去治疗。并引用《素问·四气调神大论》中的部分话语进行总结："是故圣人不治已病治未病，不治已乱治未乱，此之谓也。"因此，此案例反映了治未病思想的重要性。

痢

案33 施子暑毒血痢亡，恨上灵胎背锅侠

崇明[1]施姓，迁居郡之盘门，其子患暑毒血痢[2]，昼夜百余行，痛苦欲绝。嘉定[3]张雨亭，其姻戚[4]也，力恳余诊之。余曰：此热毒蕴结。治之以黄连、阿胶等药，一服而去十之七八矣。明日再往，神清气爽，面有喜色。余有事归家，约隔日重来。归后遇风潮，连日行舟断绝，三日后乃得往诊。病者怒目视余。问以安否。厉声而对曰：用得好药，病益重矣。余心疑之，问其父，曾服他人药否？隐而不言。余甚疑之，辞出。有二医者入门，因托雨亭访其故，其父因余不至，延郡[5]中名医，仍进以人参、干姜等药。绐[6]病者曰：视汝脉者此地名医，而药则用徐先生方也。及服而痛愈剧，痢益增，故恨余入骨耳，岂不冤哉！又闻服药之后，口干如出火，欲啖西瓜。医者云：痢疾吃西瓜必死。欲求凉水，尤禁不与，因绐其童取井水嗽口，夺盆中水饮其半，号呼两日而死。近日治暑痢[7]者，皆用《伤寒论》中治阴寒入脏之寒痢法，以理中汤加减，无不腐脏惨死，甚至有七窍流血者，而医家病家视为一定治法，死者接踵[8]，全不知悔，最可哀也。

【注释】

[1]崇明：现隶属于中国上海市崇明区。

[2]血痢：也叫赤痢，便中多血或下纯血。由热毒乘血所致，如《诸病源候论·痢病诸候》言："血痢者，热毒折于血，入大肠故也。"临床表现为大便下血，里急后重，时时入厕，每次便量甚少。严重者，肛肠如筒，血如屋漏，腹疼不食，危可禁口。

[3]嘉定：上海市嘉定区。

[4]姻戚：即姻亲，指由婚姻关系而结成的亲戚。

[5] 郡：见前案 22 下注释 2。

[6] 绐（dài）：同"诒"，欺骗、欺诈。

[7] 暑痢：见前案 21 下注释 2。

[8] 接踵：指接触到前面人的足跟，意指连续不断或紧接着，形容人多如流。

【赏析】

此案例病者患暑毒血痢，昼夜腹泻，痛苦不堪，灵胎诊为热毒蕴结，此病当为疫毒痢。疫毒之邪，伤人最速，所以发病急骤。疫毒熏灼肠道，损伤肠中络脉，耗伤气血，化为脓血，故下痢毒血。"暴注下迫，皆属于热"，治当清热凉血解毒，白头翁汤加减。案中提到为"黄连、阿胶等药"，当为《金匮要略》白头翁加甘草阿胶汤，白头翁汤（白头翁、黄连、黄柏、秦皮）清热坚阴，凉血解毒，燥湿止痢；患者日夜下血，阴血大亏，故加甘草、阿胶滋阴养血，补虚建中，并能缓解苦寒药损阴伤中的偏性，使攻邪不伤正，扶正不恋邪，原方主治"产后下利虚极"，为治疗热痢伤阴的名方。用之果一服见效，病去十之七八。可惜患者另服他医人参、干姜等温燥之品，助热伤阴，而致病情加重。其腹痛下痢剧益，为热邪复炽。叶天士《温热论》中言："清凉到十分之六七，往往热减身寒者，不可就云虚寒而投补剂，恐炉烟虽熄，灰中有火也，须细察精详，方少少与之，慎不可直率而往也"，热病不可过早使用温补，可作本案之注解。患者后期出现"口干如出火，欲啖西瓜"，甚至抢童仆盆中井水喝下一半，其热毒内炽已到何种地步！其家人和所谓的"郡中名医"仍不知错，继续错误的治法，使患者"号呼两日而死"，可惜，可叹，可怜！

灵胎强调辨治痢疾，需要辨明阴寒、暑毒。若伤寒传入阴经，见下利清谷、脉微厥冷，则为阴寒痢，用理中汤；而夏秋之季，暑邪入腑、脓血无度，为暑毒痢，时下庸医仍用温补之药理中丸类去治暑毒痢，致使患者饱受折磨而死，正如在《慎疾刍言》中所云："今乃以暑毒热痢，俱用附、桂、姜、茸，始则目赤舌焦，号痛欲绝，其色或变如豆汁，或如败肝，热深厥深，手足逆冷，不知其为热厥，反信为真寒，益加桂、附，以至胃烂肠裂，哀号婉，如受炮烙之刑而死。我见甚多，唯有对之流涕。"对于当时治疗暑痢滥用温补的风气，病者与其他医家却视为是常法，致使许多病人枉送性命，灵胎在其著作中进行了严厉批评。

另外本案患者家属的态度和做法，也十分让人不解。患者服灵胎前方大效，有道是"效不更方"，灵胎虽有事未来，患者也理应继服，以巩固疗效；又延他医，为劝患者服药，骗其为灵胎所开方药，做法倒也可以理解。但服药后病情加重，却仍然信任所谓的郡中名医，实是让人无法理解。尤其三天后灵胎再次来诊，却不告知实情，也不用灵胎的方药，还让灵胎继续"背锅"，让患者继续服用令其病情加重的"名医"方药，致使患者死前"恨余（灵胎）入骨"，实是冤枉！按现今流行说法，灵胎是结结实实当了一回"背锅侠"了。亦可见当时的人们对于温补的执着已到了何种程度！

案 34　叶氏五色痢成癖，揉消并用块可消

东山[1]叶宝伦患五色痢[2]，每日百余次，余悉治痢之法治之，五六日疾如故。私窃怪之，为抚其腹，腹内有块，大小各一，俨若葫芦形，余重揉之，大者裂破有声，暴下五色浓垢斗[3]许，置烈日中，光彩眩目，以后痢顿减，饮食渐进。再揉其小者，不可执持，亦不能消，痢亦不全止。令其不必专力治之，惟以开胃消积之品，稍稍调之，三四月而后块消痢止。大抵积滞之物，久则成囊[4]成癖[5]，凡病皆然。古人原有此说，但元气已虚，不可骤消，惟养其胃气，使正足自能驱邪，但各有法度，不可并邪亦补之耳。

【注释】

[1] 东山：即"东洞庭山"，位于今江苏苏州，原系太湖中小岛，元明以后始与陆地相连成半岛，风景优美，物产丰富，是苏州吴中地区物产丰饶的鱼米之乡，花果之山。

[2] 五色痢：是痢疾的一种，古代又称为肠澼。五色痢是一种杂具各色的痢疾，因为五脏之色（红色入心、黄色入脾、青绿色入肝胆、白色入肺、黑色入肾），皆见于外，属邪气深重，五脏皆败的表现，故预后不良。本病可见于现代急慢性细菌性痢疾、阿米巴痢疾、非特异性溃疡性结肠炎等。

［3］斗：中国市制容量单位量词，十升为一斗，十斗为一石。此处指像斗那样多。

［4］囊：像口袋的东西，如胆囊，囊肿。

［5］癖（pǐ）：病名，古同"痞"，痞块，多指潜匿在两胁间的积块，又称癖气。有食癖、饮癖、寒癖、痰癖、血癖等。

【赏析】

五色痢最早见于《素问·太阴阳明论》："饮食不节，起居不时者，阴受之……入五脏则䐜满闭塞，下为飧泄，久为肠澼。"《诸病源候论·痢病诸候》中指出："杂痢谓痢无定色，或水谷，或脓血，或青或黄或赤或白，变杂无常，或杂色相兼而痢也。"此处从描述上来看，杂痢当属于五色痢。本例患者患五色痢，每日腹泻百余次，灵胎按照治疗痢疾的常规办法进行治疗，服药五六日病情如旧仍然没有改善。灵胎觉得甚为奇怪，便去按腹部，感觉腹内有大小不一如葫芦状的结块，重力揉按一下感觉有大结块破裂的声音，接着病者就爆泻五色浓样便。泻后痢疾好了许多，渐渐的食欲转佳。再去揉按小结节，不能久按，也不消散，痢疾还没有完全止住。于是灵胎告诉患者用不着特意去治疗这个。使用开脾胃消积滞的药调理三月后，块消痢止。对此案例，徐氏总结到大凡积滞类病证，时间久了则成为囊性病变或成为痞块，其他疾病也是这个道理。同时指出从古代起就强调元气虚弱，不能用药立即把体内病邪驱掉，养好胃气，胃气足则正气足，则自能祛除病邪。正如张景岳所说："壮人无积，虚人则有之。"同时灵胎也强调在驱邪的同时不可用补法，否则可能会有闭门留寇之嫌。

疟　痢

案 35　疟痢寒热兼下血，分途清和保胃气

东山姜锡常，气体素弱，又患疟痢，每日一次，寒如冰而热如炭，随下血痢[1]百余次，委顿[2]无生理。因平日相契[3]，不忍委[4]之，朝夕诊视，为分途[5]而治之，寒御[6]其寒，热清其热，痢止其痢，俱用清和切[7]病之品，以时消息[8]，而最重者在保其胃气，无使生机又绝。经云：食养尽之，无使过之，伤其正也。诸证以次[9]渐减而愈。或谓[10]如此大虚，何以不用峻补？余曰：寒热未止，必有外邪；血痢未清，必有内邪。峻补则邪留不去，如此虚人，可使邪气日增乎？去邪毋伤正，使生机渐达，乃为良策。锡常亦深会此意，而医理渐明，嗣[11]后小病皆自治之，所谓三折肱[12]者也。

【注释】

[1] 血痢：大便中带血不带脓的痢疾。痢下多血或下纯血者，即血痢。《诸病源候论·痢病诸候》："热乘于血，则流渗入肠，与痢相杂下，故为赤痢。"赤痢有多种如：疫热痢、湿热痢、虚寒痢、休息痢、五色痢、水谷痢、噤口痢、风痢等。

[2] 委顿：颓丧，疲困。

[3] 契：相合，相投。

[4] 委：抛弃，舍弃。

[5] 分途：分向不同的途径、岔路，此处指分别使用不同的方法。

[6] 御：抵挡。

[7] 切：契合，与…相一致。

[8] 消息：变化之意，如清·王韬《遣使》："事贵因时以变通，道在与时而消息。"

［9］以次：按次序。

［10］或谓：有人说。

［11］嗣（sì）：接着，随后。如：嗣后（自此以后）。

［12］三折肱（gōng）：出自《左传·定公十三年》："三折肱，知为良医！"三折肱，指三次折断手臂，比喻多次失败。后用来比喻对某事阅历多，富有经验，造诣精深。

【赏析】

此案例患者体本虚弱，又患疟痢，疟疾发作寒时体如冰，热时体如炭，每日发作一次，又下血痢无度，气血津液大伤；神情"委顿"，已至失神，所谓"得神者生，失神者死"，若持续如此，万无生机。灵胎察后分别治疗，寒时疗其寒，热时则清其热，痢疾发作时就治疗痢疾，均选用清和且切合病情的药，并密切观察病情变化。《圣济总录·疟病门》中云："论曰疟痢者，疟久不瘥，寒热邪气内传肠胃也。其病寒热往来，下利脓血，赤白相杂，肠中切痛，随其阴阳而治之。"灵胎强调此病治疗时重在顾护其胃气，不能因为治疗疾病而损伤胃气，正如《素问·五常政大论》中所提到的"食养尽之，无使过之，伤其正也"，即饮食亦贵得宜，皆不可使之太过，过则反伤其正气。病人如此虚弱为何不大补呢？灵胎言病者寒热交替发作，说明其外邪未去，而病人又有血痢，说明还有内邪，大补则助邪，使病情加重。对此类正虚邪实患者，治疗上应驱邪不伤正，补益不恋邪，使正气逐渐恢复，方为上策。灵胎的解释，十分透彻，展现了一代名医对复杂病证的总体考虑。读者从此案可学习到治疗疾病标本缓急先后的原则确定，应综合考虑，万不可一见虚象就滥用补益。难得的是，病者从本案中也领悟出治病养生的道理，对于医理也逐渐明白了些，自此以后一些小病能够自疗，算得上是"久病成良医"了。

畏 寒

案36 寒疾服参附愈重，灵胎识热厥清凉

洞庭卜夫人，患寒疾，有名医进以参附，日以为常，十年以来，服附子数十斤，而寒愈剧，初冬[1]即四面环火，绵衣几重，寒栗[2]如故。余曰：此热邪并于内，逼阴于外。《内经》云：热深厥亦深[3]。又云：热极生寒[4]。当散其热，使达于外。用芦根数两，煎清凉疏散之药饮之，三剂而去火，十剂而减衣，常服养阴之品而身温。逾年[5]，附毒积中者尽发，周身如火烧，服寒凉得少减，既又遍体及头、面、口、鼻俱生热疮[6]，下体俱腐烂，脓血淋漓。余以外科治热毒之法治之，一年乃复。以后年弥[7]高而反恶热，与前相反。如不知其理，而更进以热药，则热并于内，寒并于外，阴阳离绝[8]而死，死之后，人亦终以为阳虚而死也。

【注释】

[1] 初冬：冬季的第一个月，也叫孟冬。

[2] 寒栗（lì）：即振寒。因寒冷而打冷战（颤），或皮肤因冷战起粟粒状鸡皮疙瘩。多属阴寒盛而卫阳虚，阳虚则外寒。

[3] 热深厥亦深：《内经》中无此句。实出于《伤寒论》第335条："伤寒，一二日至四五日，厥者必发热，前热者后必厥，厥深者热亦深，厥微者热亦微。厥应下之，而反发汗者，必口伤烂赤"。

[4] 热极生寒：出于《素问·阴阳应象大论》："寒极生热，热极生寒"。

[5] 逾年：亦作"踰年"，指时间超过一年。

[6] 热疮：指发热或高热过程中所发生的一种急性疱疹性皮肤病。常见于高热病后，或者高热过后。本病以好发于皮肤粘膜交界处的成群小疱为临床特征。

[7] 弥：更加，本意为更高。

[8] 阴阳离绝：指由于阴阳失调，此消彼长发展到一方消灭另一方、或一方损耗过度而致另一方失去依存，无法再继续保持阴阳两者能动的相互关系，如"亡阴"或"亡阳"进一步发展就可能会导致阴阳离决，故《素问·生气通天论》说："阴阳离决，精气乃绝。"

【赏析】

此案病者卜夫人，患上寒证，长期进食参附，多达几十斤，但症状不减轻反而加重，到了冬天身体周围放个火炉烤，棉衣穿几层，仍觉得寒冷打颤，已提示其证非虚寒，否则怎会毫无寸效？灵胎断为热邪深伏入里，逼阴于外所致。这种情况《内经》、《伤寒论》中早已记载："热深厥亦深"，"热极生寒"。治当"寒因寒用"，采用清透邪热之法，使热透达出来。使用性甘寒具有透散之性的芦根和清凉疏散的药进行治疗，果三剂服后病者体内火便降下来了，十剂后所穿棉衣量也减少了。考虑患者服用参附十多年，必伤及其阴，接着便让患者服用养阴药，服后病者症状进一步减轻，身上逐渐有暖的感觉。此为内郁之热逐渐透达于外，病情向愈。

然患者毕竟久服附子，热毒入里，又未能坚持善后调理，一年后体内的热毒暴发，出现遍身如火烧，后来全身包括头、面、口、鼻都长起了热疮，下体也腐烂了，脓血淋漓。此与一年前之病同为热证，症状一内一外，表现一假一真，此次热毒发散于外，故灵胎采用外科治热毒的办法进行治疗而愈。其病虽愈，热性体质不变，故后来此患者随着年纪越大反而怕热，与之前怕冷的情况相反。如果不明医理，仍用热性药，则使热更加热于内，寒则更加寒于外，最终导致阴阳失调，阴阳离绝而亡。可见明白医理，辨证用药准确是何等重要。

此外，此案例也说明附子多服久服有流弊，并非寒证就可长期使用。附子辛温大热，气雄不守，通行十二经，《本经》将之置于大毒之列，久服会致中毒。其功在回阳，弊在耗阴，用之不当，致祸甚速，故李时珍云："乌附毒药，非危病不用。"何况本案患者乃真热假寒证，更不可取。研究表明附子的毒性来自其内部所含乌头碱，然过量服用所引起的中毒症状，却可持续数年之久。现代医者临证用附子入汤剂，均是经过炮制后并先煎以减其毒性；若入丸剂，则是小量递增。因此，临床用药，除辨证精准外，必须明其利而用之，知其弊而制之。

畏 风

案 37 许夫人畏风如矢，去屋瓦日光增效

嘉善[1]许阁学[2]竹君夫人抱疾[3]，医过用散剂以虚其表，继用补剂以固其邪，风入营中，畏风如矢[4]，闭户深藏者数月，与天光[5]不相接，见微风则发寒热而晕，延余视。余至卧室，见窗槅[6]皆重布遮蔽，又张帷[7]于床前，暖帐之外，周以毡单[8]。诊其脉微软无阳。余曰：先为药误而避风太过，阳气不接，卫气不闭，非照以阳光不可，且晒日中[9]，药乃效。阁学谓：见日必有风，奈何[10]？曰：姑去其瓦，令日光下射晒之何如？如法行之，三日而能启窗户，十日可见风，诸病渐愈。明年阁学挈眷[11]赴都[12]，舟停河下，邀余定常服方。是日大风，临水窗候脉，余甚畏风，而夫人不觉也。盖卫气固，则反乐于见风，此自然而然，不可勉强也。

雄按：论证论治，可与戴人[13]颉颃[14]。

【注释】

[1] 嘉善：即嘉善县，位于今浙江省嘉兴市东北部、江浙沪两省一市交汇处。

[2] 阁（gé）学：指官名别称。明沿此称，并泛称诸殿学士为殿学，翰林学士为翰学。清惟内阁学士称阁学。

[3] 抱疾：即抱病，指有病在身，患病。

[4] 矢（shǐ）：指箭。

[5] 天光：指日光、天空的光辉。

[6] 槅（gé）：房屋或器物的隔断板。

[7] 帷（wéi）：围在四周的帐幕。

[8] 毡（zhān）单：同"毡毯"，用动物皮毛做成的毛毯。

[9] 日中：日头正当午，中午。

[10] 奈何：怎么办。

[11] 挈（chè）眷：带着家眷。

[12] 都：一国的最高行政机关所在的地方。

[13] 戴人：张从正，字子和，号戴人。金朝四大名医之首。

[14] 颉颃（xié háng）：语出《诗·邶风·燕燕》："燕燕于飞，颉之颃之"。原指鸟上下翻飞，引申为不相上下，互相抗衡，较量。

【赏析】

患者许夫人，前医先用发散之品，推测初为表证而用汗法以发汗解表。然发汗的要求为小汗、微汗，而不可使汗出太过，否则必致正气损伤而邪又不除，正如《伤寒论》12条桂枝汤方后注云："遍身漐漐微似有汗者益佳，不可令如水流漓，病必不除。"前医过用发散，耗损正气致表虚，后又在余邪未尽时用补益之药留邪，致使患者畏风如畏箭，极度怕冷，久处室内，还设置各种重布、毛毯以避风。灵胎至其家中见到的正是这番景象。患者见微风则恶寒发热，此为在表之卫阳虚，温煦、防御功能失常。《灵枢·本脏》中言："卫气者，所以温分肉，充皮肤，肥腠理，司开合者也"，卫阳损伤，温煦失职，故畏风如矢，见微风即恶寒；邪犯经络，卫气运行受阻，则见发热。其脉微软无力，微脉极细极软，按之欲绝，若有若无，主阴阳气血虚甚，正如《濒湖脉学》所言："气血微兮脉亦微，恶寒发热汗淋漓；男为劳极诸虚候，女作崩中带下医。"此误汗后阳气大虚，阴血不足，而兼表邪不去，可仿《伤寒论》20条治疗过汗后阳虚汗漏不止证，以桂枝加附子汤化裁。

然灵胎治疗时并未仅依赖药物，而是采取了内外合治之法，告诉其家人"非照以阳光不可"，并且是正午的太阳，"药乃效"。一则因为本病的确较重，患者畏风如矢，脉已至"微软无阳"，如此可增强疗效。古人认为，日为火气之精，如东汉王充《论衡·说日》言："夫日，火之精也；月，水之精也"，火气即阳气，日光是阳气的精华。正午为一日之中阳气最旺之时，此时晒太阳，对补养阳气大有裨益。生活中我们也可以见到冬天许多老人喜欢正午时晒晒太阳，皆因老人阳衰，如此可大补阳气，其理与之相似。二则患者极度畏风，久居室内，应当还有一定的心理因素。现代研究发现，日照时间的减少是引起季节性情感障碍的主要原因。阳光能缓解人们压抑的情绪，令人振奋精神。不少人一到冬天和阴雨天就会失眠、胸闷、烦躁，皆因阴雨天时，褪黑素的分泌量相对增多，而这种激素与抑郁密切相关。中医理论认为，七情亦分阴阳，喜乐等正面情绪为阳，悲忧等负面情绪为阴。晒太阳可助阳气生发，阳气足则气血通畅，营卫调和，全身舒畅，则情绪饱满，心情开朗易快乐；反之阳气衰则气机不畅，肝失疏泄，郁郁不乐易悲忧。患者久病不愈，不曾出门，畏风如矢，重重防护，当是心理因素居多。令晒日光，既可扶阳，又可疏畅情志，一举两得。可是见太阳就会有风。灵胎建议把卧室上的瓦去掉，使太阳直晒，可谓知常达变。如此内外合治，身心并调，果收良效，诸病渐愈。

第二年再次见面时，临河风大，灵胎都有点畏风了，但许夫人却不觉得，其效之佳可见一斑。由此可见，卫气强旺，"护卫周身……不使外邪侵犯"（《医旨绪余》），故反不怕风而喜风，亦属自然。对此王士雄评价灵胎，说其医术可以与善用心理疗法、治法不拘一格的金代名医张子和相比了。

此例中患者畏风病症灵胎采用内外合治，借助大自然的力量让病人晒太阳补充阳气使其自我恢复，再配合用药，这种思维模式值得我们今人学习。医生治疗疾病，不应仅限于药物，而当积极调动各方面有利因素。例如本案中提到的日光浴（晒太阳），除前述之养阳气，调情志功效外，现代研究认为还可帮助人体获得维生素 D，维生素 D 对钙、磷代谢及人体骨骼生长有重要影响，日光浴也是人体维生素 D 的主要来源。因此，维生素 D 又叫"阳光维生素"。晒太阳也能够促进人体血液循环、增强人体新陈代谢能力、调节中枢神经、增强人体免疫功能。且阳光中的紫外线还可以刺激骨髓制造红血球，提高造血功能，从而防止贫血。另外，日光浴可令患者呼吸到新鲜空气，使其在一呼一吸之间，呼出体内浊气，吸入自然界的清气，以提高肺主宣发肃降的功能，使卫气能正常布达周身，抵御外邪入侵，激发人体脏腑自我抗邪潜能。如此诸多益处，故现代医生也常鼓励某些疾病的患者多晒晒太阳。

痰

案 38　痰凝气逆阳道萎，清润凉药阳事通

　　嘉兴朱宗周，以阳盛阴亏之体，又兼痰凝气逆，医者以温补治之，胸膈痞塞，而阳道萎。群医谓脾肾两亏，将恐无治，就余于山中。余视其体丰而气旺[1]，阳升而不降，诸窍[2]皆闭，笑谓之曰：此为肝肾双实证。先用清润之品，加石膏以降其逆气；后以消痰开胃之药，涤[3]其中宫[4]；更以滋肾强阴[5]之味，镇其元气。阳事[6]即通。五月以后，妾即怀孕，得一女。又一年，复得一子。惟[7]觉周身火太旺，更以养阴清火膏丸为常馔[8]，一或间断，则火旺随发，委顿如往日之情形矣。而世人乃以热药治阳疾，岂不谬[9]哉？

　　雄按：今秋藩库吏[10]孙位申，积劳[11]善怒[12]，陡然[13]自汗凛[14]寒，脘疼咳逆[15]，呕吐苦水，延余诊之，脉弦软而滑，形瘦面黧[16]，苔黄不渴，溲[17]赤便难，以二陈去甘草，加沙参、竹茹、枇杷叶、竹叶、黄连、蒌仁[18]为剂。渠[19]云阳痿已匝[20]月矣，恐不可服此凉药。余曰：此阳气上升，为痰所阻，而不能下降耳。一服逆平痛定，呕罢汗止，即能安谷[21]。原方加人参，旬日[22]阳事即通，诸恙[23]若失。

　　【注释】

　　[1]　气旺：此是对健康人体质状态的描述，气能生血，气的功能强盛，则血液充沛，生命之力旺盛，体质壮实。

　　[2]　窍：窟窿，孔洞，此处指耳鼻目口等器官之孔。

　　[3]　涤（dí）：指洗净、清除。

　　[4]　中宫：脾胃。

　　[5]　强阴：治法之一，即补阴，亦称滋补肾阴，是强壮阴精的治法。

[6] 阳事：指男子性机能。

[7] 惟："惟"与"唯"两字多可互通使用，用来表示只有、仅仅、只是、希望等意思，只在部分特定词语中不通用。

[8] 馔（zhuàn）：饮食，吃喝，食用。

[9] 谬（miù）：错误的，不合情理的。

[10] 藩库吏：藩库，清代布政司所属的粮钱储库。藩库吏，掌握该库的官员。

[11] 积劳：长久劳苦，指因长期过度劳累而得病。

[12] 善怒：症状名。即喜怒。指易于发怒，甚或可无故自怒。多属肝病之常见证候。如《素问·脏气法时论》："肝病者，两胁下痛引少腹，令人善怒。"

[13] 陡然：突然。

[14] 凛（lǐn）：畏惧。苏轼《后赤壁赋》："凛乎其不可留也。"

[15] 咳逆：古咳嗽名，咳嗽病的一种。因气逆而作咳。《医宗金鉴·痰饮咳嗽病脉证·泽泻汤》："咳逆倚息不得卧，小青龙汤主之。"

[16] 黎：古通"黧"，黑色。

[17] 溲（sōu）：大小便，特指小便。

[18] 蒌仁：瓜蒌子。别名也叫瓜蒌仁或蒌仁等。

[19] 渠（qú）：人称代词。同"佢"，他，她，它（吴语、粤语、客家话、赣语）。

[20] 匝（zā）：满。

[21] 安谷：能进食。

[22] 旬日：即十天，或指较短的时日。

[23] 恙（yàng）：疾病。

【赏析】

此案患者阳盛阴亏，兼痰凝气逆，只宜清热滋阴化痰。妄用温补，温以助热，补以增痰，故愈治愈重，更出现"胸膈痞塞，而阳道萎"之症。正如灵胎在《徐批临证指南医案》中说："阳痿之病，其症多端，更仆难尽"，因此治疗此病不可拘于温补一法。体丰痰凝阳盛气旺之质，岂有阳虚阴寒之证？此案中，徐氏辨清体质，断为阴虚痰火阳痿。可见阳痿的病因较多，应当注意鉴别，不可一概认为阳虚。从"痰凝气逆"推测，患者当有恶心呕吐、食欲不振、腹胀等症。痰阻胸中，先用清热降逆，妙在所用石膏，清热降逆，《神农本草经》中云："主中风寒热，心下逆气，惊喘……"。后人于石膏多识其寒凉清热之功，而忽视其降逆之效。民国名医张锡纯于石膏使用尤有心得，有"张石膏"之称。其在《医学衷中参西录》中亦收录此案，以说明其石膏治实热证，"无论内伤、外感，用之皆效"。脾为生痰之源，痰湿之体，多有脾失健运，水湿不化之机，故后以消痰开胃之药"涤其中宫"以健脾化痰；阳盛阴亏，兼有阳痿，肾阴不足，故在清热涤痰的同时，更加滋肾强阴之药，如此三焦同治，标本兼顾，而收良效，使患者不但身体恢复健康，更有添丁之喜。

本案治法详备，用药不明，但以理测方，可先用石膏、半夏、沙参、麦冬、竹叶、陈皮、竹茹等药，以降逆止呕；然后用温胆汤加味，以化痰和胃；继而以石斛、牛膝、麦冬、何首乌、枸杞子、黄柏、知母等滋肾坚阴之品，以治其阳痿的根本。由于体质改善需要相当长的时间，故在剂型上采用了膏丸剂，以便于常服。本案批评了当时以热药治疗阳痿的偏向，证明了中医辨证论治的重要性和必要性。

王孟英案后注中所言病案，同样是一个因痰湿内蕴而引起的阳痿案例。孙某长期劳累过度，加之又常喜发怒，阴虚肝郁可知。突然出现自汗恶寒，气逆作咳，呕吐苦水，为肝气郁结，气机不畅，痰湿凝滞，郁而化热。足厥阴肝经"挟胃属肝络胃，上贯膈"，循经上扰于胸胃，故见咳逆、呕吐；肝气犯胃则呕吐苦水；自汗恶寒为痰热扰肺，肺卫失常，营卫不和之象。其形瘦面黧，为肝肾阴虚；苔黄不渴，溲赤便难为痰热之象。脉弦软而滑，弦主肝郁气滞，软主内虚，滑主痰湿，正与病机吻合。因此，用祛痰剂二陈汤去掉味厚而甜、滋腻恋邪的甘草，并加入清肺止咳化痰，除烦止呕，宽胸散结，泻火利尿通便之品。本案再次说明痰火可致阳痿，因此治疗此病不可拘于温补一法。临证当仔细辨证用药。时至今日，社会上仍有风气喜好用鹿茸、海马等补肾壮阳之品治疗阳痿。此类壮阳温补药应当在中医师的指导下正确使用，不可滥服，否则适得其反。

案39　狎游被责神昏重，八文卜子胜千金

苏州府治[1]东首[2]杨姓，年三十余，以狎游[3]私用父千金，父庭[4]责之，体虚而兼郁怒，先似伤寒[5]，后渐神昏身重。医者以为纯虚之证，惟事峻补，每日用人参三钱，痰火愈结，身强如尸，举家以为万无生理。余入视时，俱环而泣。余诊毕，又按其体，遍身皆生痰核[6]，大小以千计，余不觉大笑，泣者尽骇[7]。余曰：诸人之泣，以其将死耶？试往府中借大板重打四十，亦不死也。其父闻之颇[8]不信，曰：如果能起，现今吃人参费千金矣，当更以千金为寿[9]。余曰：此可动他人，余无此例也，各尽其道而已。立清火安神极平淡之方，佐以末药一服，三日而能言，五日而能坐，一月而行动如常。其时牡丹方开，其戚友为设饮花前以贺，余适至，戏之曰：君服人参千金而几死，服余末药而愈，药本可不偿乎？其母舅[10]在旁曰：必当偿，先生明示几何？余曰：增病之药值千金，去病之药自宜倍之。病者有惊惶[11]色，余曰：无恐，不过八文钱，萝卜子为末耳。尚有服剩者，群取视之，果卜子也，相与大笑。其周身结核，皆补住痰邪所凝成者，半载方消。邪之不可留如此，幸而结在肤膜，若入脏则死已久矣。

雄按： 今夏刘午亭，年六十三岁，久患痰喘自汗，群医皆以为虚，补剂备施，竟无效。徐月岩嘱其浼[12]余视之，汗如雨下，扇不停挥，睛凸凶高，面浮颈大，胸前痞塞，脉滑而长。妻女哀求，虑其暴脱。余曰：将塞死矣，何脱之云？与导痰汤加旋覆、海石、泽泻、白前，一饮而减，七日后凶门始平，匝月而愈。继有顾某年五十六岁，肥白多痰，因啖莲子匝月，渐觉不饥，喘逆自汗无眠，以为虚也。屡补之后，气逆欲死，速[13]余视之，苔黄溲赤，脉滑不调，以清肺涤痰治之而愈，旋以茯苓饮善其后。

【注释】

[1] 府治：府衙。

[2] 东首：东侧，东边。

[3] 狎（xiá）游：指狎邪游。狎邪，借指妓院或妓女。

[4] 庭：堂阶前的院子。

[5] 伤寒：广义伤寒指一切外感热病的总称；狭义伤寒指外感风寒之邪引起的外感风寒表实证。如《伤寒论》"太阳病或已发热，或未发热，必恶寒，体痛，呕逆，脉阴阳俱紧者，名曰伤寒。"

[6] 痰核：病名，见《医学入门》卷六。泛指体表的局限性包块，皮下肿起如核的结块，多由湿痰流聚而成，结块多少不一，不红不肿，不硬不痛，用手触摸，如同果核状软滑而能移动，一般不会化脓溃破。痰核大多生于颈、项、下颌部，亦可见于四肢、肩背。

[7] 骇（hài）：见前案 24 下注释 2。

[8] 颇：很，相当地，非常。

[9] 为寿：祝寿。

[10] 母舅：母亲的弟兄。

[11] 惊惶：亦作"惊皇"，指震惊惶恐；惊慌。

[12] 浼（měi）：央求；请求。

[13] 速：邀请。

【赏析】

本案虽有体虚的一面，但更兼郁怒，郁怒则生火，而前医片面地只顾其虚，而用性温的人参峻补。"气有余便为火"，火郁甚则炼液为痰，故遍体结成无数痰核。灵胎巧用八文钱的萝卜子以解救之。古云"大实有羸状，误服益疾"，此症是也。由此可见辨证准确的重要性，虚实辨证一念之间，但关乎患者性命。临床者可不慎乎？

莱菔子治过服人参而致病者，还有一个类似的医事。清代末期，慈禧太后六十大寿，在庆宴上因贪食各种美味佳肴而病倒。众人往请御医治疗，众御医都以太后年事已高而进补剂，且日进人参汤，但始终未见效果，相反更见头胀，胸闷，不思食，还经常发怒、鼻血屡屡，众御医为此而束手，无奈之下，乃张榜招贤："凡能医好太后病者，必有重赏。"转眼三天，有位走方郎中（游医）看了皇榜，细加琢磨，悟出太后发病的原因，便将皇榜揭下。郎中在药箱里取出 3 钱莱菔子，研细后加点面粉，用茶水拌匀后，搓成数十粒药丸，用帛帕包好呈上，并美其名曰"小罗汉丸"，嘱咐日三次，每次一丸。说也奇怪，太后服一丸后鼻血即止，2丸后，除了闷胀，3丸下去太后竟想吃饭了。慈禧大喜，赐给郎中一个红顶子（清代当官的标志）。这就是当时盛传的"三钱莱菔子，换个红顶子"的故事。此案和灵胎用莱菔子治愈痰核案相似。妙在他们用莱菔子并不是用它来煎汤送服，而是一以之研末与药方同服；一以之做成小丸，并美其名曰"小罗汉丸"，都能取到立竿见影的效果。这两则医案给我们临床不无启示：一者治病贵乎用药不在贵贱而在对症；二者还要懂得病人心理。尤其是富贵之人，如不带些神秘色彩，恐怕还不信服之有效而拒不受治。

王孟英案中两案，亦说明实证有痰患者误用补益加重病情，治用祛邪化痰法而愈，反而身体健康的道理。前案刘某，患咳嗽痰喘自汗，本已挟痰，再加补益助邪，痰湿愈重，终至出现"汗如雨下，扇不停挥，睛凸囟高，面浮颈大，胸前痞塞"，痰气闭塞于里，肺气不降的危象；"脉滑而长"，示患者虽似虚证，然以痰实壅塞为主，故用导痰汤再加入泻肺降气，利水消肿的旋覆、海石、泽泻、白前治疗获效。导痰汤由半夏、橘红、茯苓、枳实、南星、甘草组成，灵胎言其"卒中风邪，痰气闭塞，故胸膈痞满，迷闷不醒也。南星化风痰，枳实破滞气，合二陈治一切痰实为病。中风痰盛气壅者，洵可先用之以破气导痰，然后调其血气，而风无不解矣"（《医略六书·杂症证治》），旋覆、白前下气化痰，海石化痰散结，泽泻利水消肿。

另一患者顾某，体胖肤白多痰，此乃是痰湿体质，服食月余莲米，莲米乃固涩之品，《本草求真》言其"涩气"，"且其味涩，则能使气不走"，加重痰湿，而出现饥饿感，喘而气上逆，自汗，失眠等症。痰湿内蕴，阻碍脾胃之运化故见不欲饮食；痰壅阻塞心肺，故见喘逆，自汗，失眠。其他医者继续用温补类药，使得痰湿加重，痰湿化热故见苔黄，小便黄，脉滑。此痰湿内蕴化热之象，治宜清肺涤痰方。后用《外台》茯苓饮（茯苓、人参、白术、生姜、枳实、橘皮）以消痰气，开食欲，巩固善后。

痰 喘

案40 王夫人血证痰喘，急治标不畏麻桂

松江[1]王孝贤夫人，素有血证，时发时止，发则微嗽，又因感冒，变成痰喘，不能著[2]枕，日夜俯几[3]而坐，竟不能支持矣。是时有常州名医法丹书，调治无效，延余至。余曰：此小青龙证也。法曰：我固知之，但弱体而素有血证，麻桂等药可用乎？余曰：急则治标，若更喘数日，则立毙矣。且治其新病，愈后再治其本病可也。法曰：诚然[4]。然病家焉能知之，治本病而死，死而无怨；如用麻桂而死，则不咎[5]病本无治，而恨麻桂杀之矣。我乃行道之人，不能任其咎。君不以医名，我不与闻[6]，君独任之可也。余曰：然。服之有害，我自当之，但求先生不阻之耳。遂与服。饮毕而气平就枕，终夕得安。然后以消痰润肺、养阴开胃之方，以次调之，体乃复旧。法翁颇有学识，并非时俗之医，然能知而不能行者。盖欲涉世行道，万一不中，则谤[7]声随之。余则不欲以此求名，故毅然用之也。凡举世一有利害关心，即不能大行我志，天下事尽然，岂独医也哉？

雄按：风寒外束，饮邪内伏，动而为喘嗽者，不能舍小青龙为治。案中云感冒是感冒风寒，设非风寒之邪，麻桂不可擅用。读者宜有会心[8]也。

【注释】

[1] 松江：松江区，位于上海市西南部。

[2] 著（zhuó）：同"着"。附着。

[3] 几：指矮或小的桌子，如茶几。

[4] 诚然：确实如此。

[5] 咎：见前案6下注释9。

[6] 与闻：参与并知道内情，干预。

[7] 谤：指恶意攻击别人，说别人的坏话或责备。

[8] 会心：领悟于心。领悟，领会。

【赏析】

本案患者素有血证，时发时止，发则微嗽，可知体内已有宿邪。此次发病因外感引发而加重，为内外合邪。由用小青龙汤，可知患者当有发热恶寒头痛，伴咳痰清稀，舌淡红苔白或薄白等外寒内饮，肺失宣降之证。吐血本不是小青龙汤的适应证，但患者目前出现咳喘不能平卧，急当治标，灵胎在案内说得十分透彻："若更喘数日，则立毙矣"，从治法先后而言，本案久病不愈，又感新疾，久病为痰，属内伤，难治；新病以风寒为主，属外感，易祛，故治疗先以祛除表邪为主。用小青龙汤进行治疗，外散风寒，内化水饮，小青龙汤取效后，说明外邪已去，再以治本为主，以消痰润肺、养阴开胃治疗。

急则治其标，缓则治其本，是中医临床治疗的法则之一，具体应用仍离不开辨病识证。而最简捷的表述方法，就是"有是证用是方"。根据辨病专治的思想，灵胎果断地开出小青龙汤，迅速控制了病情。之后，再给以养阴润肺的药物调治。小青龙汤是治疗痰饮咳喘的效方。若对证用药，往往有覆杯之效。但若不对证，也有导致出血、烦躁、动悸等症的可能。其方证以咳喘而痰多清稀如水，或口中泛吐清水，或鼻塞而流大量清涕等为主。同时，患者多有恶寒无汗，舌质不红、上有水滑苔。如果患者形体消瘦，可以减少麻黄的用量，或者去麻黄。清代江南富户，养尊处优，大多喜补而畏攻，一些医生迎合病家心理，其处方或堆砌补药，或轻描淡写，不求有效，但求无过，导致中医科学精神和辨证论治的泯灭。本案即为灵胎发自肺腑的心声。案例中灵胎分清宿病痰饮，新感风寒的病因，用小青龙汤，既治外感风寒之表证，又治饮邪内伏的里证，达到发汗解表，祛风散寒，温化水饮的目的，使痰喘自除，而后以消痰润肺养阴开胃之方调治。他医亦知是小青龙汤证，但拘泥于患者素有血证，而不敢用小青龙汤，以至其他治疗方案不效。灵胎抓住主证，诊为"小青龙汤证"，大胆使用。急则治标，新病治愈后，再治其本病，最终取得满意的临床效果。此案示人急则治标之法，有是证即用是方，

《伤寒论》原文 16 条亦言："观其脉证，知犯何逆，随证治之"；同时重申为医之道德，当无私心。

王孟英案后注释一则指出了小青龙汤的病机和适应证；二则强调了该证的寒证性质；三则说明了麻桂剂的适用范围，及血证并非一概禁用之，可谓要言不烦。

痰喘亡阴

案41 浮麦半合枣七枚，痰喘亡阴先止汗

苏州沈母，患寒热痰喘，浼其婿毛君延余诊视。先有一名医在座，执笔沉吟曰：大汗不止，阳将亡矣。奈何？非参、附、熟地、干姜不可。书方而去。余至不与通姓名，俟[1]其去乃入，诊脉洪大，手足不冷，喘汗淋漓。余顾[2]毛君曰：急买浮麦半合[3]，大枣七枚，煮汤饮之可也。如法服而汗顿止，乃为立消痰降火之方，二剂而安。盖亡阳亡阴，相似而实不同，一则脉微，汗冷如膏，手足厥逆而舌润；一则脉洪，汗热不粘，手足温和而舌干。但亡阴不止，阳从汗出，元气散脱，即为亡阳。然当亡阴之时，阳气方炽，不可即用阳药，宜收敛其阳气，不可不知也。亡阴之药宜凉，亡阳之药宜热，一或相反，无不立毙。标本先后之间，辨在毫发，乃举世更无知者，故动辄相反也。

雄按：吴馥斋令姐体属阴亏，归沈氏后，余久不诊，上年闻其久嗽，服大剂滋补，而能食肌充，以为愈矣。今夏延诊云：嗽犹不愈。及往视，面浮色赤，脉滑不调，舌绛而干，非肉不饱。曰：此痰火为患也。不可以音嘶胁痛，遂疑为损怯之末传[4]。予清肺化痰药为丸噙[5]化，使其廓清上膈，果胶痰渐吐，各恙乃安。其形复瘦，始予养阴善后。病者云：前进补时，体颇渐丰，而腰间疼胀，略一抚摩，嗽即不已，自疑为痰。而医者谓为极虚所致，补益加峻，酿为遍体之痰也。

【注释】

[1] 俟（sì）：等待。

[2] 顾：回头看，泛指看。

[3] 合：古时市制容量单位，一升的十分之一；也指量粮食的器具，容量为一合，木或竹制，方形或圆筒形。

[4] 损怯之末传：损，虚损。怯，虚弱。损怯，虚损之证。损怯之末传，指虚劳病末期。

[5] 噙（qín）：含。

【赏析】

本案重点在于辨亡阴、亡阳。心为阳中之阳，属火，汗为心液，大汗易亡阳，此乃常理；然汗亦为人身津液，不止亦可伤阴、亡阴，医者当仔细辨别。因人以阴阳为本，亡阴、亡阳为病人性命攸关之时，一旦辨证错误，则生死立判，故当须明辨。亡阴、亡阳皆汗泄不止，亡阴之汗，身畏热，手足温，肌热，汗亦热而味咸，口渴喜凉饮，气粗，脉洪实；亡阳之汗，身反恶寒，手足冷，肌凉，汗冷而味淡微黏，口不渴而喜热饮，气微，脉浮数而芤。医者能于亡阴亡阳之际，分清界限，则用药无误。

本案寒热而痰喘，其不属于宿恙可知；喘汗淋漓，但手足不冷，脉洪大，亡阴无疑。《素问·阴阳别论》云："阴争于内，阳扰于外，魄汗未藏，四逆而起，起则熏肺，使人喘鸣。"阳气太盛，与阴气相持，阴争阳扰，故汗泄不止。阳气内燔，热攻于肺，而为喘鸣，汗出亡阴，亦致亡阳。治宜止汗为先，急则治标，乃以浮小麦半合，大枣七枚，煮汤饮之以止其汗。汗止复以消痰降火之方，则肺气消肃，喘嗽自平。

对于阴虚挟痰火患者，医生临床上当分清标本、虚实、缓急，合理处理扶正与祛邪，养阴与化痰的先后关系。痰为阴邪，痰证患者即使亡阴亦不可单纯久用养阴之品，故灵胎治疗先以固涩止汗为主，后继以消痰。王孟英案后补充吴氏之姐的案例以说明久咳阴虚挟痰，亦不可大补久补。前医治以滋补阴精之法，补益助邪，生痰助湿，灵胎在《医贯砭》中曾言："萸肉、熟地亦非治咳之药，将痰火补住，永成劳怯矣。"患者痰湿不化，外泛肌肤，则形体肥胖；痰阻于肺，金来克木，肝络不和，经络不通，则音嘶胁痛，腰间疼胀；阴虚内热，气郁痰凝，痰热内阻，则面浮色赤，脉滑不调，舌绛而干；热能消谷，故非肉不饱。患者痰湿遍及内外脏腑经络，已成"遍体之痰也"；又挟阴虚，而成阴虚挟痰、本虚标实之证。王氏先治其标，以清肺化痰，使邪去正安；后治其本，以养阴善后，而收全功。

案42 上实下虚痰喘病，送服参块不必煎

观察毛公裕，年届八旬[1]，素有痰喘病，因劳大发，俯几不能卧者七日，举家惊惶[2]，延余视之。余曰：此上实下虚之证。用清肺消痰饮，送下人参小块一钱。二剂而愈。毛翁曰：徐君学问之深，固不必言，但人参切块之法，此则聪明人以此炫奇[3]耳。后岁余，病复作，照前方加人参煎入，而喘逆愈甚。后延余视，述用去年方而病有加。余曰：莫非以参和入药中耶？曰：然。余曰：宜[4]其增病也。仍以参作块服之，亦二剂而愈。盖下虚固当补，但痰火在上，补必增盛，惟作块，则参性未发，而清肺之药已得力，过腹中而人参性始发，病自获痊。此等法古人亦有用者，人自不知耳。于是群相叹服。

雄按：痰喘碍眠，亦有不兼虚者。黄者华年逾[5]五旬，自去冬因劳患喘，迄今春两旬不能卧，顾某作下喘治，病益甚。又旬日[6]，迓[7]余视之，脉弦滑，苔满布，舌边绛，乃冬温薄[8]肺，失于清解耳。予轻清肃化药治之而痊。至参不入煎，欲其下达；与丸药噙化，欲其上恋，皆有妙义，用药者勿以一煎方为了事也。又有虚不在阴分者，余治方啸山今秋患痰喘汗多，医进清降药数剂，遂便溏肢冷，不食碍眠，气逆脘疼，面红汗冷。余诊之，脉弦软无神，苔白不渴，乃寒痰上实，肾阳下虚也。以真武汤去生姜，加干姜、五味、人参、厚朴、杏仁，一剂知，二剂已。又治顾某体肥白，脉沉弱，痰喘易汗，不渴痰多，啜[9]粥即呕，以六君去甘草，加厚朴、杏仁、姜汁、川连，盖中虚痰滞也，投七日果痊。

【注释】

[1] 旬：此处指十岁，十岁为一旬，如年过六旬；此外，一旬也指十日，一个月分三旬，上旬、中旬、下旬；旬也可指12年，一般说大一旬或小一旬是指一个属相周期12年。

[2] 惊惶：见前案39下注释11。

[3] 炫奇：炫耀奇特。

[4] 宜：当然，无怪。

［5］逾（yú）：越过，超过。

［6］旬日：见前案 38 下注释 22。

［7］迓（yà）：迎接。

［8］薄：通"博"，搏击；拍，击。

［9］啜（chuò）：饮，吃。

【赏析】

本案老年患者，素有痰喘，因劳大发，端坐呼吸，不能平卧，影响睡眠，是为上实下虚。阴虚燥热之体，饮化为痰，肺之治节无权，肾之摄纳不固。上实应祛，但有肾虚，如徒与清痰降火而治实，则有碍肾之摄纳不固；下虚应补，但有痰火在上焦，若与固摄潜纳，又犯壅补助上实之戒。大汗不止，则从敛汗养心为先，继以清痰降火；上实下虚，则用清肺消痰之剂，送服切块人参，以先泻上实而缓补下虚，如此上下同治，各得其所，病自获痊。病者对于灵胎把人参切成块的服法当时不甚了解。后复发按原方与人参同熬，结果喘逆加重，再用参块送服再愈，足证明本方治疗之精义在人参之煎服法。清肺消痰饮虽未见药，然可推知当是苏子降气汤合泻白散一类方剂化裁。灵胎自言其法来自古书，可见他熟读医书，知识渊博。因此，学好中医，除了多临床、多思考外，多阅读前贤经验与学术思想，融会贯通，借鉴为我所用，也是一条很好的提高医疗水平的途径。

痰喘有阴阳虚实之不同，治疗亦因之而异，阳虚痰喘实证多为饮邪内伏，风寒外引所致，宜小青龙汤之类，以散寒逐饮；虚证多为脾肾阳虚，气化无权，饮邪上犯，宜苓桂术甘汤、肾气丸之类，以温阳纳气消饮。二者治疗上均需温阳化饮，即仲景所谓："病痰饮者，当以温药和之"之类。阴虚痰喘，多为阴虚燥热之体，当益气养阴，滋阴纳气，如七味都气丸、生脉散之类加龙牡。

王孟英案后引用三个治疗痰喘的案例，说明痰喘患者，不可一见便以为阴虚。第一例说明痰喘有不兼虚证而属实者，黄某秋季因劳累引起喘证发作，至第二年春不愈。久喘不愈，多作虚论。前医作下虚肾不纳气论治而加重，说明非下虚。王氏诊其脉象弦滑，苔满舌，舌边绛，此痰浊壅盛，热郁于内之象，分析是冬温伤肺，未及时用药清解导致。治以清宣肃降之品，采取与丸药一起含化的方式服下，丸者缓也，药力久留上焦，增强疗效。按中未出方药，可用桑白皮汤、越婢加半夏汤之类加减。

第二例则说明即使痰喘病属虚证，亦有不在阴分而属阳虚者。如方某秋季患痰喘汗多，前医清热泻肺平喘而病情加重，便溏肢冷，不食碍眠，气逆脘疼，为脾肾阳虚，寒湿内阻，运化升降失常；苔白不渴，寒湿蕴脾之象。前证本以脾阳虚为主，但见脉弦软无神，面红汗冷等肾阳虚，虚阳外越之象，故王氏断为"寒痰上实，肾阳下虚"，急用真武汤温肾利水，该方去生姜，加干姜、人参，则有四逆加人参汤回阳救逆，益气固脱之意，五味、厚朴、杏仁降气敛肺止咳，标本兼顾而收良效。

第三例说明痰喘患者不可只从肺肾入手。患者顾某体胖肤白，阳虚痰湿之体可知；痰喘易汗，肺气不足；啜粥即呕，不渴痰多，脾胃寒湿之征；脉象沉弱，沉主里，弱主虚，亦为里虚之象，故断为肺脾虚寒，"中虚痰滞"。治当培土生金，投以六君健脾化痰理气，去甘缓助湿之甘草，加厚朴、杏仁、姜汁降气化痰，少佐川连入心和胃，助眠化痰，七日而痊。中医认为"肺为气之主，肾为气之根"，喘证多从肺肾考虑。但临床上医者还需注意脾的运化功能。"脾为生痰之源，肺为贮痰之器"，脾主运化水液，故治疗痰湿证候不可忽视脾胃功能的调理。

饮　癖

案43　胁下饮囊不能支，外治蒸发块尽消

洞庭席载岳，素胁下留饮[1]，发则大痛，呕吐，先清水，后黄水，再后吐黑水而兼以血，哀苦万状，不能支[2]矣。愈则复发。余按其腹有块，在左胁下，所谓饮囊[3]也。非消此则病根不除，法当外治，因合蒸药一料[4]，用面作围[5]，放药在内，上盖铜皮，以艾火蒸之，日十余次，蒸至三百六十火而止，依法治三月而毕，块尽消，其病永除，年至七十七而卒。此病极多，而医者俱不知，虽轻重不一，而蒸法[6]为要。

雄按：今夏江阴沙沛生醛尹[7]，患胸下痞闷，腹中聚块，卧则膊[8]间有气，下行至指，而惕然[9]惊瘩[10]。余谓气郁饮停，治以通降。适渠[11]将赴都，自虑体弱，有医者迎合其意，投以大剂温补，初若相安，旬日后神呆不语，目眩不饥，便闭不眠，寒热时作，复延余诊。按其心下，则濯濯[12]有声，环脐左右，块已累累，溺赤苔黄，脉弦而急，幸其家深信有年，旁无掣肘。凡[13]通气涤饮清络舒肝之剂，调理三月，各恙皆瘳。

【注释】

[1] 留饮：痰饮之一。指水饮蓄而不散者。

[2] 支：支撑；维持。

[3] 饮囊：中医认为痰饮内积日久，在胸膈胁下结成窠囊，如水盛壶中，谓之饮囊。

[4] 一料：一剂。料，量词。处方规定剂量的全份为一料。

[5] 围：四周，周边。

[6] 蒸法：是中药外治疗法的一种，又称为中药蒸煮疗法、中药汽浴疗法等，

是以中医理论为指导，利用药物煎煮后所产生的药蒸汽，通过熏蒸机体达到治疗目的的一种外治法。

[7] 醝（cuó）尹：醝，盐。尹，旧时官名。醝尹，负责国家盐业的经营工作的官员。盐作为民生产品，在古代是官营产品，不允许或极限制民间经营，政府设有盐官来直接负责盐的生产、运输、经营事宜。

[8] 膊：上肢，近肩的部分。

[9] 惕（tì）然：惶恐貌。

[10] 惊寤（wù）：寤，《说文》："寐觉而有言曰寤"。惊寤，受惊动而醒来。

[11] 渠：见前案 38 下注释 19。

[12] 濯濯（zhuó zhuó）：象声词。

[13] 凡：大概。

【赏析】

本案患者席某，患胁下留饮多年，并在左胁下有块。《兰台轨范》引隋·巢元方《诸病源候论·痰饮病诸候》留饮候："留饮者，由饮酒后饮水多，水气停留于胸膈之间而不宣散，乃令人胁下痛，短气而渴，皆其候也"，并于其后注云"饮成形者为癖"。前叶氏五色痢案（第 34 案）中，灵胎言："大抵积滞之物，久则成囊成癖，凡病皆然"，可见本案的病机当为痰饮内积日久，在胸膈胁下结成窠囊（囊癖）。按其症状表现，本病大致属现代"胃下垂"、"胃潴留"、"胃轻瘫综合征"范畴。现代医学认为，由于膈肌悬力不足，支撑内脏器官韧带松弛，或腹内压降低，腹肌松弛，可出现脏器下垂。胃下垂明显者，可有脘痞腹胀、腹痛或恶心呕吐等症。从本案所叙之证，"发则大痛，呕吐，先清水，后黄水，再后吐黑水而兼以血，哀苦万状"，患者应属胃下垂较重，并出现急性胃潴留。其所吐之水先为清水，可知为寒饮内停，患者体型多较瘦长。

有关窠囊的论述，最早见于宋代许叔微所提出的"湿痰、痰饮成癖囊"说，并在《普济本事方》中记载了用单味苍术治疗窠囊的经验。窠，在《说文解字》中意为巢穴的意思，如"穴中曰窠，树上曰巢"。窠囊，则可理解为如巢穴一般，相互交织，盘根错节的肿块。许叔微在《普济本事方·风痰停饮痰癖咳嗽》说：

"予生平有二疾，一则脏腑下血，二则膈中停饮。"其"膈中停饮"之证，许氏认为是因自己喜左侧伏案工作导致饮食多坠向左边，加上喜深夜饮酒，又喜左侧卧睡，日久出现了肠中漉漉有声、胁痛、饮食殊减、十数日必呕数升酸苦水等症状，用补泻诸法均无效。许氏认为，这属于"癖囊"之疾，并说"已成癖囊，如潦水之有科臼，不盈科不行，水盈科而行也，清者可行，浊者依然停，盖下无路以决之也。"应该用"燥脾以胜湿，崇土以填科臼"的方法，所以弃诸药而不用，单用一味苍术，三月而疾除，甚至还祛除了"目昏眩"之症。至元代朱丹溪于《丹溪治法心要·痰第十九》中引用该案，并云："用苍术治痰饮成窠囊，行痰极有效，痰挟瘀血遂成窠囊。痰病久得涩脉，卒难得开，必费调理"，首次提出了"窠囊"的概念，并认为"痰挟瘀血"，痰瘀是形成窠囊的病理关键。此说得到后世许多医家的赞同，如清代喻嘉言《寓意草》中言："窠囊之痰，如蜂子之穴于房中，如莲实之嵌于蓬内，生长则易，剥落则难。"

对于这种已有"饮囊"的疾病，灵胎言"非消此则病根不除"。因病程长，病情重，多须长时间服药调理方有望痊愈，如前所述之许叔微，其证较本案为轻，服药三月方痊。本案若用常规内治法，恐非一年半载不可。灵胎采用蒸法逐寒活血消癖，值得借鉴。他认为："凡病属于经络脏腑者，皆煎丸之所能治，一属形体及九窍，则属有形之病，实有邪气凝结之处，药入胃中，不过气到耳！要能去凝结之邪？故煎丸之功，不过居其半耳！若欲速效，必用外治之法，可以应手而愈。"此案病根深伏，左胁有块，病属有形，故必外治方能奏效。其蒸脐方药，《兰台轨范·卷六·腹痛方》下有"蒸脐法"一方，可作参考：丁香、木香、半夏、南星、川乌、归身、肉桂、麝香、冰片、乳香、大黄、硝、山甲、雄黄、螭窠、白蔻。方后注云："亦可因症加减，其药用烧酒、姜汁等拌湿"，"亦可随病之所在蒸之"。当然，仲景之苓桂术甘汤之类苓桂剂亦可加入。

案后王孟英按语所引案例，说明饮邪为患，其症变化多端。因痰浊之邪，随气升降出入无处不到，除可形成腹中积块"饮囊"外，饮停心下胃脘则可见胸下痞闷，痰浊扰心则惕然惊窘，痰阻经络则沿经络循行部位而有不适之症。患者虽有虚证表现，但根本原因在于痰饮内阻，治当理气化痰为要，不可妄行温补。孟英治之本已获效，然后医一味"迎合其意"，助热酿湿化痰，致出现"神呆不语，目眩不饥，便闭不眠，寒热时作"的变证。除神呆不语、失眠等痰浊扰心症状加重外，不饥、便闭为痰湿停于中焦，脾胃运化升降失常；寒热时作为痰浊阻于少阳。待孟英诊时，"心下濯濯有声，环脐左右，块已累累，溺赤苔黄，脉弦而急"，为病情加重，为痰湿化热，累及少阳、阳明之象。此即《温热论》中所言："再论三焦不得从外解，必致成里结。里结于何，在阳明胃与肠也"。当治以清热化痰理气，和解少阳，通下里实。可用大柴胡汤合连朴饮、黄连温胆汤之类加减。

案44 朱氏饮癖不听戒，强进参附终命绝

郡中朱姓，素有饮癖[1]，在左胁下，发则胀痛呕吐，始发甚轻，医者每以补剂疗之，发益勤而甚，余戒之曰："此饮癖也，患者甚多，惟以消饮通气为主，断不可用温补，补则成坚癖[2]，不可治矣。"不信也。后因有郁结之事，其病大发，痛极呕逆，神疲力倦，医者乃大进[3]参、附，热气上冲，痰饮闭塞，其痛加剧，肢冷脉微，医者益加参、附，助其闭塞，饮药一口，如刀箭攒心[4]，哀求免服，妻子环跪[5]泣求曰："名医四人合议[6]立方，岂有谬误？人参如此贵重，岂有不效？"朱曰："我岂不欲生？此药实不能受！使我稍缓痛苦，死亦甘心耳！必欲使我痛极而死，亦命也。"勉饮其半，火沸痰壅，呼号宛转[7]而绝。大凡富贵人之死，大半皆然，但不若是之甚耳。要知中病之药，不必入口而知，闻其气即喜乐而欲饮；若不中病之药，闻其气则厌恶之。故服药而勉强若难者[8]，皆与病相违者也[9]。《内经》云：临病人问所便[10]。此真治病之妙诀也。若《孟子》云：药不暝眩，厥疾不瘳[11]，此乃指攻邪破积而言，非一例也[12]。

雄按：余编《洄溪医案》，吾乡蒋寅昉大理[13]欲以付梓，嘱友人缮[14]清本，漏此一条，迨刻竣始知之，不便补镌[15]，故录于此（注：指《归砚录》）。

又按：此人饮癖，亦素因肝热内炽而成，与中气虚寒饮停，宜温药和之者，症候迥别也。所云中病与否，闻气即知，最为有理。曩[16]省中顾肇和大令[17]之室

患暑，医者以其产后而泥用肉桂，病者闻之甚畏，坚不肯服，家人再四劝饮，遂至不救。不但药也，食物亦然。余性畏闻冬舂^[18]饭气，故食之辄病。

【注释】

[1] 癖（pǐ）：见前案 34 下注释 5。

[2] 坚癖：坚硬之积块。

[3] 大进：使其大量服用。

[4] 攒心：钻心。形容极度痛苦。攒，通"钻"。

[5] 妻子环跪：妻子、儿女在四周跪下。

[6] 合议：共同商议。

[7] 宛转：身体翻来覆去，不断转动。

[8] 服药而勉强若难者：指出现或者勉强服药或者难以服药的情况。勉强，心中不愿而强为之。若，或。

[9] 皆与病相违者也：都表明所服药物不合病情。相违，彼此违背。

[10] 临病人问所便：见《灵枢·师传》。指临证时应该问明病人的喜恶相宜。便，宜；适宜。

[11] 药不瞑（míng）眩，厥疾不瘳：见《孟子·滕文公》。按该句出自《尚书·说命上》。瞑眩，指用药后而产生的头晕目眩的强烈反应。

[12] 非一例也：所指并不一样。

[13] 大理：即大理卿。掌刑法的官员。

[14] 补镌（juān，音捐）：补刻。镌，凿；雕刻。

[15] 缮（shàn）：修补；修整。

[16] 曩（nǎng）：以往，从前，过去的。

[17] 大令：古代对县官的尊称。战国至宋以前，县官都称令，故称。秦汉以后县官一般称令，后来用作对县官的尊称。

[18] 冬舂（chōng）：舂，《说文》："捣粟也。"即把东西放在石臼或乳钵里捣掉皮壳或捣碎。冬舂，指利用冬季天燥米干，进行加工以减少稻米损耗的加工法。宋代时出现，选择腊日舂米，舂后藏之于土瓦仓中，可以经年不坏。

【赏析】

　　本案与上案同为饮癖，然其家人不信灵胎之言，终至参附入口，"呼号宛转而绝"。灵胎在《慎疾刍言·补剂》中对当时世俗溺于补剂、惧怕攻邪，以致影响病者择医，医家施治的时弊进行了批评和驳斥："病去则虚者亦生，病留则实者亦死""邪之所凑，其气必虚。气虚固当补矣，所凑之邪，不当去耶？"并指出这种滥补的危害："邪气补住，则永不复出，重则即死，轻则迁延变病。"这既有医生的原因，也有患者的因素：医者"先以虚脱吓人，而后以补药媚人"；患者及家属"不怕病死，只怕虚死"，加上明代薛己、赵献可"命门"学说重视温补的影响，使得当时医界滥补成风。"病势方张，正群然议进参附熟地"正是本案的真实写照。本案列于43案之后，一生一死，形成鲜明对照。

　　另外本案提示医生，应重视病人的喜恶。因人的欲望和需求均有一定的生理基础。如天冷则欲加衣，天热则欲减衣，这是维持人体体温恒定的需要。又如，人口渴则欲饮水，饮多则不欲再饮。人的欲望和需求可以在行为、感受、口味等方面，表现为一定的喜恶，因此在病理上可通过患者的喜恶来了解其机体状态。古人很早便观察到了这种现象，如《灵枢·师传第二十九》中有"临病人问所便"的论述。《伤寒论》中第11条"病人身大热，反欲得衣者，热在皮肤，寒在骨髓也；身大寒，反不欲近衣者，寒在皮肤，热在骨髓也"，即是根据患者喜恶来辨别寒热的真假。患者对饮食的喜恶，往往可以提示病因。如患者厌食，伴见嗳腐吞酸，脘腹胀痛，舌苔厚腐者，多属食滞内停；多食易饥，兼见口渴心烦，舌红苔黄，口臭便秘则属胃火亢盛；小儿嗜食生米，泥土，兼见消瘦，腹痛腹胀，脐周有包块，按之可移者，属虫积。

　　临床上通过病人对药气的喜恶，可判断辨证用药的正确与否。灵胎在案中指出："所云中病与否，闻气即知，最为有理""要知中病之药，不必入口而知，闻其气即喜乐而欲饮；若不中病之药，闻其气则厌恶之"。本案中，患者本为饮癖，反用参附补益，痰热胶闭，气机愈加不通，故"痛加剧，肢冷脉微"，最后出现"饮药一口，如刀箭攒心"的症状，此为药与病不相应，机体不受，表现为患者对药物的极度厌恶。可叹家人无知，力劝其勉强服下，以致疾病误治而不救。王孟英在案后又举两例，说明上述道理，而且不但药物如此，"食物亦然"。可见临床上，病人对药物的喜恶反应，医者不可不加以重视，并客观分析。当然也应该注意到，这种喜恶反应具有一定的相对性，如味道极苦、极怪之药，人皆厌之；又如小儿多有拒药，这些并不意味着药不对证。另外，当病情复杂时，也可能会出现假象，医者在临床上应仔细分析。

翻　胃

案 45　痰火翻胃十年活，妄服热剂一朝殒

嘉兴朱亭立，曾任广信[1]太守，向病呕吐，时发时愈，是时吐不止，粒米不下者三日，医以膈证[2]回绝，其友人来邀诊。余曰：此翻胃[3]证，非膈证也。膈乃胃腑干枯，翻胃乃痰火上逆，轻重悬殊。以半夏泻心汤加减治之，渐能进食，寻复旧，从此遂成知己。每因饮食无节，时时小发，且不善饭，如是数年，非余方不服，甚相安也。后余便道[4]过其家，谓余曰：我遇武林[5]名医，谓我体虚，非参附不可。今服其方，觉强旺加餐。余谓：此乃助火以腐食，元气必耗，将有热毒之害。亭立笑而腹非之，似有恨不早遇此医之意。不两月，遣人连夜来迎，即登舟，抵暮入其寝室。见床前血汗满地，骇[6]问故，亭立已不能言，惟垂泪引过[7]，作泣别之态而已。盖血涌斗余，无药可施矣，天明而逝。十年幸活，殒于一朝，天下之服热剂而隐受其害者，何可胜数也。

雄按：服温补药而强旺加餐，病家必以为对证矣，而孰知隐受其害哉？更有至死而犹不悟者，目击甚多，可为叹息。

【注释】

[1] 广信：即广信府，明清时置。府治在江西上饶。

[2] 膈证：即噎膈，是指以吞咽困难，梗塞作痛为主症的一类疾病，与现代医学之食道疾病相近似。

[3] 翻胃：又称"反胃""胃反"，是指饮食入胃，停滞不化，良久反出的病证。

[4] 便道：近便的小路，顺便的路。

[5] 武林：旧时杭州的别称，以武林山得名。

[6] 骇（hài）：见前案 24 下注释 2。

[7] 引过：承认过失。

【赏析】

本案患者朱某，呕吐时发时止，发作严重时粒米不下，灵胎诊断非是膈证（噎膈），则知其病机非属阴亏热结、痰瘀内阻、"胃腑干枯"。断其为痰火上逆之翻胃，可知其伴有食后脘腹胀满，呕吐酸臭，心烦口渴，尿黄，舌红苔黄腻，脉滑数之症，病机当属痰（湿）热内蕴中焦，脾胃升降失常，胃气上逆。方用半夏泻心汤加减。然笔者窃以为《伤寒论》359 条干姜黄芩黄连人参汤似更为适宜，条文中"寒格更逆吐下，若食入口即吐，干姜黄芩黄连人参汤主之"句，说明其主治正为"食入口即吐"的胃反。清·陈修园《长沙方歌括》歌曰："芩连苦降借姜开，济以人参绝妙哉，四物平行各三两，诸凡拒格此方该"，并自注经验云："若汤水不得入口，去干姜，加生姜汁少许徐徐呷之，此少变古法，屡验。"干姜黄芩黄连人参汤为半夏泻心汤去半夏、姜、枣而成，言其为"半夏泻心汤加减"亦通。

反胃之证，可由胃痛、嘈杂、泛酸等病发展而来，一般起病缓慢，变化亦慢。尤其本案挟痰湿热邪，湿为阴邪，性缠绵难愈，与单纯热邪属阳性质不同，治疗上相互牵制，故其虽非膈证，亦难速效或根治，只宜清热化湿缓调。况患者常"饮食无节，时时小发"，故本案中灵胎对其调养数年，未能痊愈，仅带病延年。临床上许多慢性病后期主要靠患者自身饮食起居调养，所谓"七分治，三分养"是也。可惜患者饮食不节，后来又听信游医之言，妄用参附助火伤阴，导致吐血身亡，实令人痛心惋惜。患者发病前，"觉强旺加餐"，也说明一向虚弱的患者突然能食，可能并非佳兆，医者当四诊合参，仔细辨别。本案朱某当伴见舌红苔黄腻，脉洪大，形体消瘦，此为热毒入里，胃腑积热，消谷引食，并非脾胃功能增强运化加倍。从另一方面讲，既已强壮，何须再用参附补益？毕竟是药三分毒，《素问·五常政大论》言："病有久新，方有大小，有毒无毒，固宜常制矣。大毒治病，十去其六；常毒治病，十去其七；小毒治病，十去其八；无毒治病，十去其九；谷肉果菜，食养尽之。无使过之，伤其正也"，如此时停用，或有生机。可惜患者不识，继续服用参附，火毒益炽，耗伤元气，灼伤血络，而出现吐血、大汗、"血汗满地"，终致不救。

案46　范氏积血虫膈证，胃腑已蚀无药救

娄门范昭，素患翻胃，粒米不能入咽者月余，胸中如有物蠢动。余曰：此虫膈也，积血所成。举家未信，余处以开膈末药，佐以硫黄，三剂后，吐出痰血半瓯[1]，随吐虫二十余枚，长者径尺[2]，短者二寸，色微紫。其肠俱空，乃药入而虫积食之，皆洞肠而死者。举家惊喜，以为病愈。余曰：未也。姑以粥与之，连进二碗，全然不呕，更觉宽适，顷之[3]粥停不下，不能再食。余曰：胃腑已为虫蚀，无藏食之地，无救也。辞不复用药，不旬日而卒。

【注释】

[1] 瓯（ōu）：中国古代酒器。饮茶或饮酒用。形为敞口小碗式。《说文》："瓯，小盆也。"

[2] 径尺：直径一尺，指长度达到一尺。

[3] 顷之：一会儿，不久，短时间。

【赏析】

本案患者范某，素患翻胃，胃气不降，当先辨其虚实。其"胸中如有物蠢动"，根据服药后吐出痰血及死虫，知其为虫积肠中，上扰胃腑。其吐虫二十余枚，"长者径尺，短者二寸"，长短均有，推测为绦虫病的可能性较大，如《诸病源候论·九虫候》有"白虫长一寸，相生至多，其母长至四五丈则杀人"的记载。成虫长期寄生活动于胃肠，除争夺人体的营养外，还可造成机械性刺激损伤。加之现代医学认为，其幼虫在体内穿透和移动能力很强，危害远大于成虫。如此虫积日久，刺激肠道，扰乱气机，损伤脾胃；运化失常，痰湿内生；血络受损，可有胃肠积血，成为积血挟痰之"虫膈"证。治当驱虫为先。案中所言"开膈末药"，可参考《兰台轨范·卷八·小儿方》中"安虫散"，该方由胡粉（注：铅粉）、槟榔、川楝子、鹤虱各三钱，枯白矾二钱五分组成，为末，痛时米饮调下，每服五六分，主治"虫动心痛"。上药均能杀虫，川楝能行气止痛，白矾燥湿化痰止血，又加硫黄杀虫解毒。灵胎在《神农本草经百种录》中言硫黄"乃石中得火之精者也，石属

阴而火属阳，寓至阳于至阴，……其气旺而性暴，故又能杀虫而化诸金也"。诸药合用，杀虫止痛，燥湿止血，三剂后，果吐出虫体及瘀血。

在患者家人高兴以为病愈之际，灵胎并未告退，而让患者进食米粥。因治疗虫证，先当驱虫，待虫去后，再予调理脾胃，补益气血善后。灵胎在《兰台轨范》中引《病源》"诸虫依肠胃之间，若脏腑气实，则不为害；若虚则能侵蚀，随其虫之变动，而成诸疾也"。认为虫证的滋生与致病，与人体脏腑功能的强弱有密切关系，在人体质强壮时不发病，若正气不足，则能变生诸证。患者病情较重，当视其胃气存亡而判断预后。患者连进二碗后，忽"不能再食"，其"全然不呕"，当知病位不在于胃，而在肠道。该病为肠穿孔的可能性大，这在当时为不治之证，故灵胎未予处方。

呃

案 47　挟痰呃逆一剂止，迷信壅补命呜呼

郡中陆某，患呃逆，不过偶尔胃中不和，挟痰挟气，世俗所谓冷呃也，不治自愈。非若病后呃逆，有虚实寒热之殊，关于生死也。陆乃膏粱[1]之人，从未患此，遂大惧，延医调治。医者亦大骇云：此必大虚之体，所以无病见此。即用人参、白术等药，痰火凝结而胃络塞，呃遂不止。病者自问必死，举家惊惶。余诊视之，不觉狂笑，其昆仲[2]在旁，怪而问故。余曰：不意近日诸名医冒昧[3]至此，此非病也，一剂即愈矣。以泻心汤加旋覆花、枇杷叶，果一剂而呃止。越一月，呃又发，仍用前日诸医治之，数日而死。其老仆素相熟，偶遇于他所，问其主人安否？因述其故。余曰：前几死，我以一剂救之，何以蹈覆辙。曰：众论纷纷，谓补药一定不错，直至临死时欲来敦请[4]，已无及矣。呜呼！岂非命耶！

雄按：吴雨峰大令[5]，年七十一岁，今秋患感发热，而兼左胁偏痛，舌色干紫无苔，稍呷[6]汤饮，小溲即行，不食不便，脉洪且数。余知其平素津虚脾约[7]，气滞痰凝，连予轻肃宣濡之剂，热渐缓，胁渐舒，而舌色不润，仍不喜饮，溲赤便闭，呃忒[8]频来，举家皇皇[9]。余曰：无恐也，便行即止矣。逾二日，连得畅解，脉静身凉，舌色有津，呃仍不减，人皆谓高年病后之虚呃，议用镇补[10]。余曰：此气为痰阻，升降失调，得食不舒，平时无嚏，是其征也。授以枳桔汤加蒌、薤、菖、茹、橘、半、柴胡，果一剂知，二剂已。

【注释】

[1] 膏（gāo）粱：肥肉和细粮。泛指肥美的食物。此处引伸为富贵人家子弟。

[2] 昆仲：是称呼别人兄弟的敬词；古义昆为胞兄，仲为弟。

[3] 冒昧：鲁莽轻率。

［4］敦请：恳切地邀请。

［5］大令：见前案 44 下注释 17。

［6］呷（xiā）：小口地喝。

［7］脾约：胃肠燥热，损伤津液，使脾不能为胃行其津液，以致大便秘结者，称做"脾约"。

［8］呃忒：即呃逆，是以气逆上冲，喉间呃呃连声，声短而频，令人不能自制为特征的病证。

［9］皇皇：彷徨不安的样子。

［10］镇补：潜镇补益。

【赏析】

本案患者陆某，偶尔胃中不和出现呃逆，此属常见，若非长时间呃逆，影响生活作息则不必治疗。灵胎在本书前第 31 案中曾言："无病之人，先冷物，后热物，冷热相争，亦可呃逆，不治自愈，人所共见。"前医不识，"先以虚脱吓人，而后以补药媚人"（《慎疾刍言·补剂》），妄用人参、白术等药，但人参"气盛而力厚，不论风寒暑湿、痰火郁结，皆能补塞"（《医学源流论·人参论》），白术"其性最温"（《本草求真》），故"痈疽得之，必反多脓；奔豚遇之，恐反增气；及上焦燥热而气多壅滞者，皆宜酌用之"（《景岳全书》），实证用此温燥之品，助热生痰，"痰火凝结而胃络塞"，胃气不和，升降失常更甚，出现呃逆不止的变证。灵胎用泻心汤（大黄、黄连、黄芩）清热泻火，旋覆花、枇杷叶降气化痰，和胃降逆，一剂而愈。可惜再信庸医"补药一定不错"的话，壅补而亡。本案中庸医固然可恶，然病家不信疗效只信补药，再三相信庸医，自身亦有相当责任。

王孟英按中所言病案，患者年过七旬，秋季外感发热，秋季燥金主令，而兼左胁偏痛，肝阴不足可知；舌色干紫无苔，示肝肾阴亏；燥邪犯肺，患者当伴有咽痛或痒，干咳少痰，头痛等症；肺为水之上源，通调水道，为燥所伤，故稍饮则小便；肺与大肠相表里，肺气不降，腑气不通，升降运化失常，则不便不食。其人平素津亏，小便数，大便闭，正合津亏脾约之机。脉洪数，乃燥热之象。综合言之，此平素津亏有热，复感秋燥，肺气失宣，气滞痰凝证，当治以辛凉清宣，润肺滋阴止咳，桑杏汤、清燥救肺汤之类加减。因证属内外合邪，燥邪易去，阴虚难复，治疗上祛痰药多易化燥，养阴药又易助湿，故虽可润肺化痰，但药物相互牵制，只可"轻肃宣濡"缓调，不宜心急。治疗后热退胁舒，"呃忒频来，举家皇皇"，王氏清醒地意识到呃逆为痰阻中焦，升降失职所致，但因患者"仍舌色不润，不喜饮，溲赤便闭"，燥热津亏仍在，仍治以前法。直到二日后"舌色有津"，津液已复，方才投以枳桔汤加减，理气化痰，燥湿清热。其间亦有人认为是"高年病后之虚呃，议用镇补"，幸得王氏驳斥，避免了功亏一篑的悲剧。本案列于陆案之后，一死一生，提示医生与病家不可滥补。

癃

案 48　金氏癃闭肿欲裂，外治发肿消肿通

学宫后金汝玉，忽患小便不通，医以通利导之，水愈聚而溺管益塞，腹胀欲裂，水气冲心[1]即死，再饮汤药，必不能下，而反增其水。余曰：此因溺管闭极，不能稍通也。以发肿药涂之，使溺器[2]大肿，随以消肿之药解之，一肿一消，溺管稍宽，再以药汤洗少腹而挤之，蓄溺涌出而全通矣。此无法中之法也。

【注释】

[1] 水气冲心：指水饮之气上逆，引起心阳不振，心气不宁，出现心悸、气促等症。

[2] 溺（niào）器：盛尿的器具。此指外生殖器。

【赏析】

尿道肿胀而致尿路闭塞，一般的治疗思路就是消肿以开闭塞，即以"通利导之"，案中前医之治正如此，然而治疗结果反增闭塞程度。此时患者"腹胀欲裂"，若得不到及时的治疗，可由癃闭转为关格，甚至死亡。诚如《景岳全书·癃闭》所言："小水不通是为癃闭，此最危最急症也。水道不通，则上侵脾胃而为胀，外侵肌肉而为肿，泛及中焦则为呕，再及上焦则为喘。数日不通，则奔迫难堪，必致危殆"，急则治其标，应尽快解决患者小便不通的问题。但当时患者已无法再进汤药，当求诸外治法。

灵胎先用"发肿药"，再用消肿药，肿消之间，开通溺管，治法巧妙而建功。但其未言发肿药所用何味，推测多半为有毒刺激皮肤的药物，使阴囊局部皮肤水

肿。按现代医学理论，这些有毒药物刺激局部，引起损伤和炎症。渗出是炎症的特征性变化，其主要机制为：炎症刺激引起血管扩张和血流加速，导致局部血管流体静力压力增高和血浆超滤；各种炎症因子导致血管通透性增加，富含蛋白质的液体外渗到血管外，使血浆胶体渗透压降低，组织内胶体渗透压升高等。灵胎在用发肿药后，使阴囊局部皮下组织水肿（"溺器大肿"），在炎性因子和趋化因子的作用下，周围组织（包括膀胱）中的液体同样会向该处聚集，如此就可减少膀胱中的尿量，再外用消肿药燥湿解毒，使局部液体减少。将膀胱中的部分液体转移至阴囊皮下，再行治疗，于是"溺管稍宽"，后用外洗及按摩法治疗，终收全功。其构思精巧，令人拍案叫绝。

案49 癃闭七日胀如鼓，内服外敷加坐汤

木渎某，小便闭七日，腹胀如鼓，伛偻[1]不能立，冲心在顷刻矣。就余山中求治，余以鲜车前根捣烂敷其腹，用诸利水药内服，又煎利水通气药，使坐汤中，令人揉挤之，未几溺迸出，洒及揉者之面，溺出斗余，其所坐木桶几满，腹宽身直，徜徉[2]而去。

雄按： 两外治法皆妙。

【注释】

[1] 伛偻（yǔ lǚ）：腰背弯曲。

[2] 徜徉（cháng yáng）：安闲自在的徘徊。

【赏析】

本案"小便闭七日，腹胀如鼓，伛偻不能立"，亦为癃闭急证。但前案为"腹胀欲裂，水气冲心即死"，本案为"冲心在顷刻"，较前案略轻，故未采用损伤疗法。其尚可进少量水液，而采用内外合治法。用鲜车前根捣烂外敷其腹，《神农本草经百种录》言车前子"味甘，寒。主气癃，止痛，利水道小便，专利下焦气分"，此处取鲜品之根，一则根主下焦，同气相求；二则鲜品多汁，捣烂使用方便。此

处言"敷其腹",应为脐部及下腹部为宜。再合利水药内服、利水通气药坐汤外熏加按摩,内外用功,尿即畅利。

以上两案皆癃闭急证,灵胎治法均奇,故王孟英称赞"两外治法皆妙",可见其临床治疗不拘一格,构思巧妙,起沉疴于平淡之剂。但治法虽奇,寓有医理规范,可谓之知常达变。

水 肿

案 50　席氏水肿针刺治，遵从《内经》刺水法

洞庭席君际飞，形体壮实，喜饮善啖，患水肿病，先从足起，遂及遍身，腰满腹胀，服利水之药，稍快，旋即复肿，用针针之，水从针孔出，则稍宽，针眼闭则复肿。《内经》有刺水病之法，其穴有五十七，又须调养百日，且服闭药，而此法失传，所以十难疗一。余所治，皆愈而复发，遂至不救。虽因病者不能守法，亦由医治法不全耳。惟皮水[1]风水[2]，则一时之骤病，驱风利水，无不立愈，病固各不同也。

【注释】

[1] 皮水：病名。水气泛溢皮肤而见水肿的病证。

[2] 风水：水肿病的一种。多由风邪侵袭，肺气失于宣降，不能通调水道，水湿潴留体内所致。

【赏析】

患者患水肿病，先从足起，遂及遍身，似为心源性水肿。此类患者，多有肺脾肾三脏功能失调，正虚为本，邪实为标，不可一味攻逐。攻逐一法，为历来治水肿甚常用之法，用之得当，有立竿见影之效，但需视病情需要而定。

一般来说，病起不久，肿势较甚，正气尚旺，此时抓紧时机以祛水为急务，适当选用攻下逐水药，使水邪速从大小便而去，待水退后，再议调补，以善其后。病在后期，脾肾两亏而水肿尤甚，若强攻之，虽水退可暂安一时，但攻逐之药多易伤正，究属病根未除；待水邪复来，势必更为凶猛，病情反而加重，正如《丹溪心法·水肿》中所指出："不可过用芫花、大戟、甘遂猛烈之剂，一发不收，吾恐水气复来而无以治之也。"所以逐水仅为急则治标的权宜之计，只可暂用使病情

缓解，其后还须根据病机进行调理。

灵胎对《内经》、《难经》有深入研究，曾在《医学源流论·水病针法论》中对《内经》刺水病之法进行了专门论述，也曾在叶天士案中所云"大凡经脉六腑之病，总以宣通为是"，"肢节足跗之湿，出路无由，必针刺以决其流"（肿胀门，陈案）批曰："句句名言"。可见灵胎治疗水肿，主张法遵内难，配合针刺之法。这对于医生临床治疗水肿，可拓展思路，提高疗效。

另外在案后，灵胎还提出了皮水、风水与本病水肿的不同。一般皮水、风水，起病较急，病程较短，以邪实为主，多属阳属实，为"一时之骤病"，可根据《内经》"在皮者，汗而发之"，"其下者，引而竭之；中满者，泻之于内"的治疗原则，采用发汗、利水等法，治疗上较为容易。而本案此类起病缓慢，病程较长，由脏腑功能失调引起的阴水患者，因其本虚标实，治疗上较为棘手，也容易反复，"愈而复发"，难求速效。

消

案 51　汪夫人消证未痊，清火消痰半年愈

常熟汪东山夫人，患消证[1]，夜尤甚，每夜必以米二升，煮薄粥二十碗，而溲便不异常人，此乃为火所烁也。先延郡中叶天士，治以乌梅、木瓜等药，敛其胃气，消证少瘳。而烦闷羸瘦[2]，饮食无味。余谓此热痰凝结，未有出路耳。以清火消痰，兼和中开胃调之，病情屡易，随证易方，半年而愈。

【注释】

[1] 消证：即消渴，是指以多饮、多食、多尿、形体消瘦，或尿有甜味为特征的疾病。

[2] 羸瘦：虚弱消瘦。

【赏析】

本案患者汪夫人，消证以多食为主症，此为阳明胃热。正如《灵枢·师传》所言："胃中热，则消谷，令人悬心善饥。"入夜为甚，多食薄粥，则阴虚津亏明显；二便如常则未至下焦。叶天士先治以乌梅、木瓜等药，敛肝阴，养胃阴，清虚火，生津液，止烦渴，病情有所减轻。但患者仍有"烦闷羸瘦，饮食无味"，则应考虑到，治火而火不除，必非浮散之火，可能与痰、食、瘀相结而成有根之火。本案病机除气阴两伤外，还可能挟痰。盖阴虚内热，火盛灼津，可炼液成痰。胃中有热，痰阻于中，运化失常则饮食无味；痰热内阻，气机不畅，上扰于心则心烦气闷；津亏阴伤，无以濡养机体，则形体消瘦。此为"热痰凝结，内扰于胃"之证，故当治以清热化痰，和中开胃。可用《伤寒论》竹叶石膏汤化裁。

虫 痛

案 52 黄女蛔厥腹痛甚，驱虫健脾虫根绝

苏州黄四房女，年十二，患腹痛，愈医愈甚。余偶至其家，昏厥一夕方苏，舌俱咬破，流血盈口，唇白而目犹直视，脉参错[1]无常。余曰：此虫痛也。贯心则死，非煎药所能愈，合化虫丸与之，痛稍缓，忽复更痛，吐出虫二十余条，长者径尺，紫色，余长短不齐，淡红色，亦有白者，自此而大痛不复作，小痛未除，盖其窠[2]未去也。复以杀虫之药，兼安胃补脾之方调之，而虫根遂绝。盖此证甚多，医者既不能知，惟认为寒与食，即以为虫，又无杀虫之方。在精力强旺者，久能自化；其不足者，变为丁奚[3]、劳怯[4]、痞膈[5]等证，至死而人不能知，亦可哀也。余治此证不一，姑举其最剧者以明治法。

【注释】

[1] 参错：交错不齐的样子。

[2] 窠（kē）：动物的巢穴。

[3] 丁奚：病证名。指小儿黄瘦腹大的病证。为疳证的一种。

[4] 劳怯：病证名。是一种阴虚内热性质的虚劳病证。

[5] 痞膈：即鼓胀，是根据腹部痞满胀大如鼓而命名。以腹胀大，皮色苍黄，脉络暴露为特征。

【赏析】

本案患者为十二岁女童，腹痛甚至昏厥，"舌俱咬破，流血盈口"，从其疼痛剧烈，及最后吐出多条长虫来看，本病为蛔虫内扰，体内气血阴阳逆乱之蛔厥证，属现代医学胆道蛔虫病范畴。因蛔虫性喜钻孔乱窜，当受到刺激时，易出现窜动，钻入胆道而发生胆道蛔虫病。胆道蛔虫病疼痛剧烈，表现为剑突下、右上腹突然

发生阵发性剧烈绞痛，或钻顶样疼痛，哭叫打闹，屈体弯腰，面色苍白，冷汗淋漓。当患者急性发作时，应先安蛔止痛为要。灵胎先用化虫丸。此方出自《太平惠民和剂局方》，由胡粉（即铅粉）、鹤虱、槟榔、苦楝根、白矾组成，与《兰台轨范》"安虫散"药物大致相同，灵胎在方后注云"治虫动心痛"。方中鹤虱苦辛平，有小毒，能驱杀蛔虫；苦楝根皮苦寒有毒，其杀虫之力强于楝实，既可驱杀蛔虫，又可缓解腹痛；槟榔驱虫，行气缓泻可排出虫体；枯矾酸寒收敛，能解毒伏虫；铅粉有毒，性能化虫。后患者果吐出蛔虫二十余条，痛乃大减。因虫未尽去，故"小痛未除"。因多条蛔虫寄生体内，夺取人体水谷精微，生湿蕴热，影响人体气血，患者多有脾虚气血不和之象。又因小儿脏腑娇嫩，脾常不足，而是杀虫药多峻烈有毒，单用易伤正气，正气伤则儿危，故治当驱虫与健脾并行。"复以杀虫之药，兼安胃补脾之方调之"，攻补兼施，扶正祛邪，使虫去儿安。

最后灵胎提醒医生在临床上，见到此类患者，应从多方面考虑病机，切莫只认寒、食两端。

案 53　周身游走虫病奇，虽未除根亦可安

常州蒋公讳[1]斌之孙，患心腹痛，上及于头，时作时止，医药罔效，向余求治。余曰此虫病也。以杀虫之药，虫即远避，或在周身皮肤之中，或在头中，按之如有蠕动往来之象。余用杀虫之药为末，调如糊，到处敷上，而以热物熨之，虫又逃之他处，随逃随敷，渐次平安，而根终不除，遂授方令归。越二年书来，云虫根终未尽，但不甚为害耳，此真奇疾也。

【注释】

[1]讳（huì）：古时对尊长避免说写其名，表示尊敬的心意。语出《公羊传·闵公元年》："《春秋》为尊者讳，为亲者讳，为贤者讳。"

【赏析】

本案亦为虫证，但与上案病位不同。上案位在肠道，以腹痛为主，为肠道蛔虫；本案则病位广泛，心腹、头面及周身皮肤均有，且"按之如有蠕动往来之象"，

根据所描述之症状，应属现代医学的囊虫病。囊虫病是由猪肉绦虫的囊尾蚴寄生于人体组织引起的疾病。侵犯脑部最常见，其他可寄生于皮下组织、肌肉及眼部等。临床表现根据寄生的部位而异：在皮下可形成结节；在眼部可引起视力减退，甚至失明；在脑部可引起癫痫、脑膜炎、颅内压增高、进行性痴呆及精神异常等；在脊髓可出现截瘫、感觉障碍、大小便潴留等。其幼虫在体内穿透和移动能力很强，危害远大于成虫，且较难根除。目前主要对症治疗，及吡喹酮和阿苯达唑进行病原治疗。本案症状与之吻合。灵胎因当时医学发展所限，不识该病，言其"真奇疾也"，但能用药将症状控制，"不甚为害"，亦属难得。

怔 忡

案 54　程母怔忡病惊惕，水火相济病得安

淮安巨商[1]程某，母患怔忡，日服参术峻补，病益甚，闻声即晕，持厚聘邀余。余以老母有恙，坚辞不往，不得已，来就医，诊视见二女仆从背后抱持，二女仆遍体敲摩，呼太太无恐，吾侪[2]俱在也，犹惊惕不已。余以消痰之药去其涎，以安神之药养其血，以重坠补精之药纳其气，稍得寝。半月余，惊恐全失，开船放炮，亦不为动，船挤喧嚷，欢然不厌。盖心为火脏，肾为水脏，肾气挟痰以冲心，水能克火，则心振荡[3]不能自主，使各安其位，则不但不相克，而且相济，自然之理也。

【注释】

[1] 巨商：财力极大的商人。

[2] 侪（chái）：等辈，同类的人们。吾侪，我们这些人。

[3] 振荡：振动摇荡。

【赏析】

本案患者怔忡、恐惧，怔忡属心，为心失所养，神无所主；恐惧属肾，《灵枢·本神》言"肾藏精，精舍志"，"恐则精却"（《素问·举痛论》），肾在志为恐，患者肾失养而志不宁。前医用参、术峻补而病益甚，提示补而助邪，非单纯虚证；患者喜人抱持，在旁安慰，有类《伤寒论》64 条心阳虚证之"心下悸，欲得按"，虚则喜按，又挟痰也。故为虚中挟实之证。患者恐惧之症尤甚，"怪病多痰"，加之患者家中巨富，多食肥甘厚味之品，亦应考虑从痰论治。其病与心、肾相关。又《素问·调经论》："血有余则怒，不足则恐"，恐惧亦可心血不足导致。综合考虑，本病为心血虚，肾气挟痰冲心之证。心主血，又主神，气血不足，心神失养

则怔忡；气血不畅，久则胸阳不能宣通，心阳不能下温肾水。心为火脏，肾为水脏，心血不足，水来乘火，肾中寒水之气可挟痰上扰于心。故以补精重坠之药益肾平冲纳气，消痰之药祛其邪，养血安神之药宁其心。治以消痰涎，开心窍，养心血，安心神，补肾精，壮肾志，心肾同治，攻补兼施，邪去正安，心肾相交，水火相济，神志得安，则怔忡恐惧俱消。

案55　赵氏过劳病怔忡，补心纳肾数日安

长兴[1]赵某，以经营过劳其心，患怔忡证，医者议论不一，远来就余。余以消痰补心之品治其上，滋肾纳气之药治其下，数日而安。此与程母病同，而法稍异。一则气体多痰，误服补剂，水溢而火受克之证；一则心血虚耗，相火不宁，侵犯天君[2]之证，不得混淆也。

【注释】

[1] 长兴：地名，隶属于今浙江省湖州市，地处浙江省东南沿海。

[2] 天君：心。因心为思维器官，为"君主之官"，故称为"天君"。《素问·灵兰秘典论》："心者，君主之官。神明出焉。"

【赏析】

本案与前案同属怔忡，然一兼恐惧，一无恐惧，病机自然不同。本案患者赵某，过度劳心，心血暗耗，神失所养，故发心悸怔忡；从灵胎言病机为"相火不宁"，治用"滋肾纳气之药"，可知其偏于阴血虚，阴虚火旺，心肾不交，当伴有五心烦热，耳鸣腰酸，舌红少苔，脉细数之症；虽亦有挟痰上扰之机，总体以虚为主。

怔忡发病机制为各种因素导致心失所养，其病理变化不外虚、实两端。虚为气、血、阴、阳亏虚，致心气不足或心失所养。实则多为痰饮内停或血脉瘀阻，以致心脉不畅，心神失养。虚实两者常互相夹杂，虚证之中常兼痰浊、水饮或血瘀为患，实证日久可兼虚证。其病位在心，与肺、脾、肾、肝等脏相关，或素体虚弱，脾肾阳虚，不能蒸化水液，停聚为饮，饮邪上犯，心阳被抑；或外邪乘虚

而入，搏于血脉，心脉痹阻，营血运行不畅；或心血不足，心失所养；或阴虚火旺，上扰心神；或久病大病，不能温养心脉，均可引发本证。其中与肾关系尤为密切，因心在上焦属火，肾在下焦属水，心肾不交，水火不济，则心神不安易发为怔忡。

本案与前54案两则怔忡病案均为虚实夹杂，心肾相关，同是心血虚挟痰湿之证，水来克火，心肾不交，挟痰上扰。但前案程母偏实，本案赵某偏虚。前案程母家中巨富，多食肥甘厚味之品，素体多痰，误服补剂，以实证为主，治疗上主以祛痰而兼养血安神；本案赵某为小商人，操劳过度，心血虚耗，阴虚火旺，相火不宁，以虚证为主，治疗当主以补益气血，养心安神，兼以消痰。主次不同，方药各异，读者当晓。

亢 阳

案 56　鳏居老翁肾火灼，内治伐肾加外敷

姻戚[1]殷之晋，年近八旬，素有肠红[2]证，病大发，饮食不进，小腹高起，阴囊肿亮，昏不知人。余因新年贺岁候之，正办后事。余诊其脉，洪大有力，先以灶灰、石灰作布袋，置阴囊于上，袋湿而囊肿消；饮以知母、黄柏泻肾之品。越三日，余饮于周氏，周与至戚[3]相近半里，忽有叩门声，启视之，则其子扶病者至，在座无不惊喜，同问余曰：何以用伐肾之药而愈？余曰：此所谓欲女子而不得也。众以为戏言。翁曰：君真神人也。我向者馆谷[4]京师，患亦相似，主人以为无生理也，遂送我归，归旬日即瘥。今妻妾尽亡，独处十余年，贫不能蓄妾[5]，又耻为苟且之事[6]，故病至此，既不可以告人，亦无人能知之者。言毕凄然泪下，又阅[7]五年而卒。盖人之气禀[8]各殊，亢阳之害，与纵欲同，非通于六经[9]之理，与岐黄之奥者，不足与言也。

雄按：纵欲固伤阴，而亢阳亦烁阴，知柏泻肾者，泻肾火之有余，而保其不足之水也。

【注释】

[1] 姻戚：见前案 33 下注释 4。

[2] 肠红：证名。大便出血。

[3] 至戚：最亲近的亲属。此指灵胎之姻戚殷之晋。

[4] 馆谷：本指供给食宿，延聘教师至家教习子弟。后引申为教书。馆，私塾。谷，指塾师的束修。

[5] 妾：旧时男子在妻以外娶的女子。

[6] 苟且之事：指不正常的男女关系，或寻花问柳的淫荡事情。

[7] 阅：经过，经历。

[8] 气禀：亦称"禀气"。人生来对气的禀受，指体质。

[9] 六经：指《诗》、《书》、《礼》、《乐》、《易》、《春秋》，六部儒家经典。

【赏析】

　　本案老年患者，其"小腹高起，阴囊肿亮"之症，类似中医之水疝病。水疝，是阴囊积水水肿之病证。症见"肾囊肿痛，阴汗时出，或囊肿而状如水晶，或囊痒而燥出黄水，或少腹中按之作水声"（《儒门事亲·卷二》）。相当于西医睾丸鞘膜积液、阴囊水肿等病。患者配偶先亡，鳏居多年，欲求不满，情志不遂，肝失疏泄，肝气郁结，气不行水，郁而化热，则生湿热。又足厥阴肝经环阴器，前阴为宗筋汇聚之所，肝经湿热循经下注阴器，水湿停聚，则见阴囊肿亮；湿热下注，膀胱气化不利，则小腹高起，小便不通；乙癸同源，肝肾同居下焦，肝郁化火，扰动精室，相火妄动，心肾不交，湿热上扰于心则昏不知人，饮食不进。素有肠红便血之症，亦说明其下焦有热，兼阴血亏虚，为阴虚有热之体；总属肝郁肾虚，湿热内蕴兼阴虚火旺之证；见脉洪大有力，知以邪实为主，故急当治标，祛邪为主。从其小便不通，结合老年男性，推测可能还有尿频、尿急、血尿等现代医学所谓前列腺增生的症状。现代医学也认为，鞘膜内严重积液，前列腺增生等病均可影响排尿，使尿路梗阻，长期可引起肾积水，损害肾功能。

　　灵胎以内外合治法，以灶灰、石灰布袋外敷。灶灰，《本草纲目》言其"主癥瘕坚积，去邪恶气"，宋苏恭注云："疗暴癥有效。"石灰为石灰岩经加热煅烧而成的生石灰，具有解毒蚀腐，敛疮止血，杀虫止痒之功效，用于痈疽疔疮，丹毒，瘰疬痰核，赘疣，外伤出血，水火烫伤，下肢溃疡，湿疹等病，其主要成分为氧化钙，易吸收水分，是目前的常用干燥剂。二药均为粉剂，外用于局部，除解毒敛疮外，还可直接吸收水分。知母、黄柏内服，能制相火，退虚热。如《本草纲目》："知母佐黄柏滋阴降火，有金水相生之义。黄柏无知母，犹水母之无虾也。盖黄柏能制膀胱、命门阴中之火，知母能清肺金，滋肾水之化源。故洁古、东垣、丹溪皆以为滋阴降火要药，上古所未言也。盖气为阳，血为阴。邪火煎熬，则阴血渐涸，故阴虚火动之病须之。"以此泻肾之火三日即愈。案后王孟英之按言点中要目：人身之君火，滋生于阴，与阴和谐而温养一身；相火如火之外焰，根于君火绕浮于脏腑、经脉肢体以及身体内外，易于躁动伤阴。凡阴阳不平者，相火动则阴被伤，唯祛此火则身安。灵胎言其病因为"欲女子而不得"，患者自己也承认："病至此，既不可以告人，亦无人能知之者"，"凄然泪下"，可见其孤独寂寞。病虽痊愈，然"贫不能蓄妾，又耻为苟且之事"，发病原因并未根本解除，故五年后去世。

健康成年男子有节制、适度的性生活是有益于身心健康的。当肾气充沛有性欲时，忍精不射时间过久，亦会导致亢阳之害，中国古代房中养生对性生活与身心健康的关系，就已经有大量科学的论述。如《抱朴子》中说："阴阳不交，则坐致壅阏之病，故幽闭怨旷，多病而不寿也。"这里的"幽、闭、怨、旷"，即指长期得不到性满足的人。《备急千金要方·养性·房中补益》亦云："男不可无女，女不可无男。无女则意动，意动则神劳，神劳则损寿。"主张正常的性生活是人类天性之需，是生理和生活情趣上不可缺少的。如果人为地抑制这种功能，就会带来许多疾病：一方面，人潜意识中的欲望得不到释放，从而暗耗心神，并最终损害健康；另一方面，若健康男女失之交接或勉强禁欲，使阴阳阻隔，神气不宣，精道闭塞，日久气血运行不畅，反而会产生种种疾病，甚至缩短寿命。如孙思邈在《千金要方》曾言："强抑郁闭之，难持易失。使人漏精尿浊，以致鬼交之病，损一而当百也。"但同时也需注意，"欲不可绝，亦不可纵"。关键是把握好度。这种观点与现代医学及心理学的研究是一致的。现代研究表明，正常的性生活可以促进性激素的正常分泌，协调体内的各种生理机能，也是心理健康的需要；长期的性压抑对人的身心健康不利，甚至会导致一些身体及心理疾病。人丧失配偶后，患病率增加，容易衰老和早逝，感情越深者影响越大。我国心理咨询案例资料说明，由于婚姻问题或性生活不满足而产生的矛盾和心理冲突，可以使人出现种种神经官能症的症状，如睡眠障碍、神经衰弱、焦虑状态、抑郁情绪等。

因此，日常生活中子女不仅应注意照顾老年父母的生活起居，还应关心他们心理健康。对于一些丧偶的老人，如有再婚需求，也不应该横加干涉。这样才是真正符合中华孝道的行为。

吐 血

案 57 血证救命琼玉膏，瑞五深悟医成名

平望镇张瑞五，素有血证，岁辛丑，余营葬[1]先君[2]，托其买砖灰等物，乡城往返，因劳悴[3]而大病发，握手泣别，谓难再会矣。余是时始合[4]琼玉膏未试也，赠以数两而去，自此不通音问[5]者三四载。一日镇有延余者，出其前所服方，问：何人所写？则曰：张瑞五。曰：今何在？曰：即在馆桥之右。即往候之，精神强健，与昔迥异。因述服琼玉膏后，血不复吐，嗽亦渐止，因涉猎方书，试之颇有效，以此助馆谷所不足耳。余遂导以行医之要，惟存心救人，小心敬慎，择清淡切病之品，俾[6]其病势稍减，即无大功，亦不贻害。若欺世徇人[7]，止知求利，乱投重剂，一或有误，无从挽回，病者纵不知，我心何忍。瑞五深以为然，后其道大行，遂成一镇名家，年至七十余而卒。琼玉膏为治血证第一效方，然合法颇难，其时不用人参，只用参须；生地则以浙中所出鲜生地，打自然汁熬之，不用干地黄，治血证舍此无有无弊者。

雄按：行医要诀，尽此数语，所谓以约失之者鲜[8]，学者勿以为浅论也。

【注释】

[1] 营葬：营，办理。营葬，办理丧葬的事，即办丧事。

[2] 先君：称呼已故的父亲。

[3] 劳悴（cuì）：通"劳瘁"，因辛劳过度而致身体衰弱。

[4] 合：制作。

[5] 音问：音讯，书信。

[6] 俾（bǐ）：使，把。

[7] 徇（xùn）人：徇，顺从，曲从。徇人，依从他人；曲从他人。

[8] 以约失之者鲜：出自《论语·里仁》："子曰：'以约失之者，鲜矣。'"。意为，用礼来约束自己，再犯错误的人就少了。说明谨慎的人过失比较少，所以要时刻进行自我约束、自我管理，才能减少失败。

【赏析】

本案可以看作平望镇名医张瑞五的成名故事。瑞五原本是一个生意人，后来成为当地名医，而吸引他步入中医行业还是补养名方琼玉膏。琼玉膏出于申铁瓮方，录自《洪氏集验方》，灵胎将其收入《兰台轨范·卷一·通治方》中。方由生地黄四斤（若取鲜生地汁须用十斤），白茯苓十二两，白蜜二斤，人参六两（有加沉香、血珀粉各一钱五分）组成。制法：上以地黄汁同蜜熬沸，用绢滤过，将参、茯为细末，入前汁和匀，以磁瓶用绵纸十数层加箬叶封瓶口，入砂锅内，于长流水没瓶颈，桑柴火煮三昼夜，取出，换纸扎口，以蜡封固，悬井中，一日取起，仍煮半日。汤调服。方中以生地黄滋阴壮水为君；白蜜养肺润燥为臣；二者合用，金水相生，壮水制火。佐以人参、茯苓补脾益气，不仅培后天之本，且可使土旺金生；茯苓又能化痰，以消肺失输布所聚之痰。诸药相合，共奏滋阴润肺，益气补脾之效，使水盛则火制，土旺则金生，肺得濡润，治节有权，其咳自愈。诸药合用，滋阴润燥，益气生津，可治肺肾阴亏，元气不足，虚火灼津，肺失清肃所致之肺痿。该方主治"虚劳干咳"，但灵胎赞其"为血证第一方"，这是怎么回事呢？秘密就在于生地的用法上。

灵胎在方后注云："按：干淮生地四斤浸透，可取自然汁一斤，若浙地则十斤只取自然汁一斤，须三十斤方可配诸药。故修合之法，当随时随地变通也。"生地甘寒滋阴凉血，有凉血止血之功，如《本草新编》言其："凉头面之火，清肺肝之热，亦君药也。其功专于凉血止血……夫生地既善凉血，热血妄行，或吐血、或衄血、或下血，宜用之为君。"《本经》有"生者尤良"的记载。鲜品较之干品，其性更寒，长于清热，凉血，开胃，生津。常用于热病伤阴，大热烦渴，吐血、衄血、咳血等多种血证。对鲜地黄的临床特殊功效历代医家多有论述。如张璐《本经逢原》中云："生地黄，《别录》治妇人崩中血不止，及产后血上薄心，胎动下血，鼻衄吐血，皆捣汁饮之，以其能散血消瘀解烦也。其治跌打损伤，面目青肿，以生地黄捣烂罨之即消，此即《本经》治伤中血痹，折跌筋伤等证之义……愚按：生地黄与干地黄，功用不同，岂可混论！按徐之才《别录》云："生地黄乃新掘之鲜者，为散血之专药。"观《本经》主治，皆指鲜者而言，只缘诸家本草，从未明言，且产处辽远，药肆仅有干者，鲜者绝不可得，是不能无混用之失。曷知干地黄既经炙焙，力能止血，安有伤中血痹、折跌绝筋等治乎？至于伤中日久，积聚内形，寒热外显，并宜鲜者作汤，统领他药，共襄破宿生新之功。设混用干者，则瘀伤愈结，安望其有髓充肉长之绩乎？予尝综览诸方，凡药之未经火者，性皆行散；已经炙焙，性皆守中。不独地黄为然也。"又如《本草正义》论云："《别录》生地黄一条，云大寒，则以新采得者而言，故结以'皆捣饮之'四字，谓捣饮其自然汁也。较之干者已经日曝，自有不同。其治鼻衄吐血者，指气火升腾，挟血上逆，妄行汹涌而言，如大吐大衄之属于气火有余者，是宜以大寒直折其逆上之势，而下血溺血之实证火证，亦同此例。"可见，地黄鲜品的功效绝非炮制后干品可比。

此案中灵胎不用人参，只用参须，恐温补过度反助虚火。如此配制，补而不壅，滋而不腻。可见灵胎治疗血证，善用清灵之品，重视自然的生机。使一个自觉将死的病人，得到痊愈，"精神强健，与昔迥异"，还激发了他学医的兴趣与热情。

另外，对如何为医，如何救人，灵胎的苦口婆心和高尚医德见于笔端。此案可当作医训读。

案58 阴虚温阳大吐血，生地十斤一日服

洞庭吴伦宗夫人，席翁士俊女也，向患血证，每发，余以清和之药调之，相安者数年。郡中名医有与席翁相好者，因他姓延请至山，适遇病发，邀之诊视，见余前方，谓翁曰：此阳虚失血，此公自命通博[1]，乃阴阳不辨耶！立温补方加鹿茸二钱，连服六剂，血上冒，连吐十余碗，一身之血尽脱，脉微目闭，面青唇白，奄奄待毙，急延余治。余曰：今脏腑经络俱空，非可以轻剂治。觅以鲜生地十斤，

绞汁煎浓，略加人参末，徐徐进之，历一昼夜，尽生地汁，稍知人事，手足得展动，唇与面红白稍分，更进阿胶、三七诸养阴之品，调摄月余，血气渐复。夫血脱补阳，乃指大脱之后，阴尽而阳无所附，肢冷汗出，则先用参附以回其阳，而后补其阴。或现种种虚寒之证，亦当气血兼补。岂有素体阴虚之人，又遇气升火旺之时，偶尔见红，反用大热升发之剂，以扰其阳而烁其阴乎！此乃道听途说之人，闻有此法，而不能深思其理，误人不浅也。

【注释】

[1] 通博：通达渊博。

【赏析】

患者久患血证，其阴血不足可知，灵胎用清和之药调理而安，可见患者阴虚有热。又因气为血帅，血为气母，气随血脱，当有气血不足之象。气属阳，故可见畏寒、四肢欠温等气血不足，筋脉失养之症。此证只宜补气养血，滋阴清热，平调为上，切不可以之为阳虚，误用温阳，扰动血海，加重病情。正如《景岳全书·血证》所说："血本阴精，不宜动也，而动则为病。"他医不查，用温补方加鹿茸，损伤血络，迫血妄行，致患者出现"一身之血尽脱，脉微目闭，面青唇白，奄奄待毙"，气随血脱之危象。灵胎急用重剂生地黄汁，略加人参末以养阴生津，清热凉血止血，其用意与上案（案57）同。再用阿胶、三七诸养阴止血之品。三七性温，味甘微苦，归肝、胃经，能散瘀止血，消肿定痛，用于各种内外出血，胸腹刺痛，跌仆肿痛。民国名医张锡纯言："凡重用生地黄，必用三七辅之，因生地黄最善凉血，以治血热妄行，犹恐妄行之血因凉而凝，瘀塞于经络中也。三七善化瘀血，与生地黄并用，血止后自无他虞。"如此生地配三七，止血又防瘀。阿胶味甘性平，主归肺、肝、肾经，为补血佳品，尤宜于出血而兼见阴虚、血虚证者，既能补血，又能滋阴；合人参气血双补。有形之血不能速生，故调理月余，血气方渐复。

另外，灵胎在本案中，也说明了参附等温阳药运用指征和注意事项。唐容川《血证论》中提出止血、消瘀、宁血、补血的治疗大法，为通治血证的大纲。一般慢性失血应着重治本，或标本兼顾；因血证之中，以热邪迫血妄行者最多，故凉血止血药相应地使用较多；血得热则行，故温阳药使用较少。若突然大出血，则需采用急则治其标之法，着重止血；如气随血脱，见"肢冷汗出"，面白神昏者，则急需大补元气，以独参汤或参附汤，挽救气脱危证为先。然因大失血患者必兼血虚，温补阳热之品化燥伤阴，扰动血海，"扰其阳而烁其阴"，温补之品不可久用，其后应再根据患者病因以补阴养血。

案 59　王氏吐血急治标，后调病本始得安

嘉兴王蔚南，久患血证，左胁中有气，逆冲喉旁，血来有声如沸。戊子[1]冬，忽大吐数升，面色白而带青，脉微声哑，气喘不得卧，危在旦夕。余以阿胶、三七等药，保其阴而止其血，然后以降火纳气之品，止其冲逆。复以补血消痰，健脾安胃之方，上下分治，始令能卧，继令能食，数日之后，方能安卧。大凡脱血之后，断不可重用人参升气助火，亦不可多用滋腻以助痰滞胃。要知补血之道，不过令其阴阳相和，饮食渐进，则元气自复，非补剂入腹，即变为气血也。若以重剂塞其胃口，则永无生路矣。况更用温热重剂，助阳烁阴而速之死乎？

【注释】

[1] 戊子：当为乾隆三十三年（1768），是年灵胎 76 岁。

【赏析】

本案病程虽久，但左胁气逆冲喉，则平素肝失调达，气机郁逆可知。忽然大量吐血，为郁极而发，足厥阴肝经"挟胃属肝络胆"，肝郁化火，循经上扰，损伤胃络，迫血外溢而大发病。失血量多，故见面白亡血之色，更兼色青，青为肝色，是为肝失所藏，郁燥之极。虽属气逆暴病，似乎实证，但气血相依，亡血之后，气随血虚，元气不继，故脉微声哑，气喘不得卧。大量吐血，急则治其标，急当止血，用阿胶、三七，纳气降火，其中三七既能止血，又能消瘀；阿胶既止血，又养血滋阴。二药共用，止血宁血，使气火得平，冲逆得止，吐血可止。本案妙在补血善后恢复之法的使用。肝气犯胃，木来克土，脾失健运，水液不化，易生痰湿，故其后用健脾、安胃、消痰之方，以为治本之法，而不是因其气喘便予大

剂补气之剂。意在调和，令其自生，使阴阳调，胃气和，饮食渐进，则"元气自复"，而非拔苗助长。若以补气，恐壅滞气机，更恐温而助热；若以补血，又恐滋腻难化，反而"助痰滞胃"，而出现腹胀纳差等"虚不受补"的症状，加重病情。

灵胎在案中言"要知补血之道，不过令其阴阳相和"，重视脾胃功能和患者的正气，"非补剂入腹，即变为气血"，实为临床治疗金玉良言，学者宜当谨记。

案60　张氏过劳血冒昏，明辨主客妙用药

洞庭张姓，素有血证，是年为女办装[1]，过费心力，其女方登轿，张忽血冒[2]升余，昏不知人。医者浓煎参汤服之，命悬一息，邀余诊视。六脉似有如无，血已脱尽，急加阿胶、三七，少和人参以进，脉乃渐复，目开能言，手足展动，然后纯用补血之剂以填之，月余而起。盖人生不外气血两端，血脱则气亦脱，用人参以接其气，气稍接，即当用血药，否则孤阳独旺而阴愈亏，先后主客之分不可不辨也。

【注释】

[1] 办装：置办行装，指置办女儿出嫁之事。

[2] 冒：涌出。

【赏析】

患者素有血证，阴血亏虚，又操心女儿出嫁事宜，劳心劳力，心血暗耗，加重病情（可怜天下父母心）。过劳伤阴，阴虚内热，"劳则气耗"（《素问·举痛论》），气不摄血，脾不统血，而发为大出血。本案仍依前案所述的原则，急则治其标，先用独参汤大补元气，固脱止血。后用阿胶、三七、人参养其血，次第而安。

案后灵胎再次强调，对于吐血急证，人参仅可暂用以固脱，"气稍接，即当用血药"，实为名医的经验之谈也。

瘀留经络

案 61　瘀血留经痛欲亡，多法联用一月安

乌镇[1]莫秀东，患奇病，痛始于背，达于胸胁，昼则饮食如常，暮乃痛发，呼号彻夜，邻里惨闻。医治五年，家资荡尽，秀东欲自缢。其母曰：汝有子女之累，尚须冀念[2]，不如我死，免闻哀号之声。欲赴水[3]，其戚怜之，引来就医。余曰：此瘀血留经络也。因谓余子曦曰：此怪病也。广求治法以疗之，非但济人，正可造就己之学问。因留于家，用针灸熨[4]拓[5]煎丸之法，无所不备，其痛渐轻亦渐短，一月而愈。其人感谢不置[6]。余曰：我方欲谢子耳。凡病深者，须尽我之技而后奏功。今人必欲一剂见效，三剂不验，则易他医。子独始终相信，我之知己也，能无感[7]乎。

【注释】

[1] 乌镇：位于浙江省嘉兴市桐乡。

[2] 冀念：希望和挂念。

[3] 赴水：指投水自尽。

[4] 熨（yùn）：是采用药物和适当的辅料经过加热处理后，敷于患部或腧穴的一种治疗方法。

[5] 拓：亦名"溻"法，是用纱布浸吸药液，敷于患处的一种外治法，能使创面湿润，并祛除毒邪。

[6] 不置：不停止。

[7] 感：感谢。

【赏析】

本案患者胸背胁痛，暮则痛发，医治时长五年，家资荡尽而无一效，应考虑

瘀血的存在，所谓"久痛入络"也。血瘀证以痛如针刺，痛有定处，拒按，肿块，唇舌爪甲紫暗，脉涩等为辨证要点。由于瘀血阻滞经脉，不通则痛，故疼痛是瘀血证候中最突出的症状。瘀血为有形之邪，故疼痛剧烈如针刺，部位固定不移。瘀血属阴，夜晚亦属阴，同气相求，故夜间痛甚。积瘀不散而凝结，则可形成肿块，外见形色青紫而触之坚硬不消。诚如《医林改错·下卷·痹症有瘀血说》中言："凡肩痛、臂痛、腰疼、腿疼，或周身疼痛，总名曰痹症。明知受风寒，用温热发散药不愈；明知有湿热，用利湿降火药无功。久而肌肉消瘦，议论阴亏，随用滋阴药，又不效……因不思风寒湿热入皮肤，何处作痛。入于气管，痛必流走；入于血管，痛不移处。如论虚弱，是因病而致虚，非因虚而致病。总滋阴，外受之邪，归于何处？总逐风寒、去湿热，已凝之血，更不能活。"

本案的精彩之处，在于强调了中医综合治疗的思想。明清时期，许多医生视针灸、导引、按摩等外治法为不登大雅之堂的雕虫小技，导致治疗手段的单一。灵胎对此深为忧虑。他在《医学源流论·汤药不足尽病论》中指出："《内经》治病之法，针灸为本，而佐之以砭石、熨浴、导引、按摩、酒醴等法，病各有宜，缺一不可。盖服药之功，入肠胃而气四达，未尝不能行于脏腑经络。若邪在筋骨肌肉之中，则病属有形，药之气味不能奏功也。故必用针灸等法，即从病之所在，调其血气，逐其风寒，为实而可据也。况即以服药论，只用汤剂亦不能尽病。盖汤者，荡也。其行速，其质轻，其力易过而不留，惟病在营卫肠胃者，其效更速。其余诸病有宜丸、宜散、宜膏者，必医者预备，以待一时急用，视其病之所在而委曲施治，则病无遁形，故天下无难治之症而所投辄有神效。"案中的熨法，相当于温热疗法；拓（漯）法，相当于水洗外敷法；煎，即煎取汤药；丸，即丸剂。指出每种疾病都有其相适应的治疗方法，不应寄希望于某一种疗法解决所有的问题，提示了治病不应拘于单一手段，应该重视多途径的治疗措施。

从这则故事我们可以看到，病人与医生之间应当是互相信任、互相尊重、相互配合的关系。病人应当相信医生，医生则应当竭尽全力去挽救病人的生命，丝毫不能有攫取名利之心。两者之间，医生的责任心是主要的。就像灵胎那样，在病人垂危的时候，甚至还将病人留住在家中，细心诊断，全力抢救，这样才能赢得病人的尊重。另一方面病人也应该信任医生、积极配合医生，医患联手，共同努力，才能攻克疑难杂症。两者相互成就，不可分割，世事莫不如此，其理相通，亦如师生之间，教学相长。《素问·汤液醪醴论》曰："病为本，工为标，标本不得，邪气不服。"病家与医师在治疗中的关系是：患者是内因，医生为外因，如果患者不信任不配合医生，纵然再高明的医技也是无能为力的。医患面对的共同敌人乃是疾病，目标一致，理应携手，而非对立。这对于医患矛盾有激化趋势的当下社会，尤有指导和借鉴意义。

肠 红

案62 过用参附致热厥，妙用茅根病立愈

淮安[1]程春谷，素有肠红[2]证，一日更衣[3]，忽下血斗余，晕倒不知人，急灌以人参一两，附子五钱而苏。遂日服人参五钱，附子三钱，而杂以他药，参附偶间断，则手足如冰，语言无力，医者亦守而不变，仅能支持，急棹[4]来招，至则自述其全赖参附以得生之故。诊其六脉，极洪大而时伏，面赤有油光，舌红而不润，目不交睫者旬余矣。余曰：病可立愈，但我方君不可视也。春谷曰：我以命托君，止求效耳，方何必视。余用茅草根[5]四两作汤，兼清凉平淡之药数品，与参附正相反。诸戚友俱骇，春谷弟风衣，明理见道[6]之士也，谓其诸郎[7]曰：尔父千里招徐君，信之至[8]，徐君慨然[9]力保无虞[10]，任之至[11]，安得有误耶。服一剂，是夕稍得寝，二剂手足温，三剂起坐不眩，然后示之以方，春谷骇叹[12]，诸人请申其说。余曰：血脱扶阳，乃一时急救之法，脱血乃亡阴也。阳气既复，即当补阴。而更益其阳，则阴血愈亏，更有阳亢之病。其四肢冷者，《内经》所谓热深厥亦深[13]也。不得卧者，《内经》所谓阳胜则不得入于阴，阴虚故目不瞑[14]也。白茅根交春透发[15]，能引阳气达于四肢，又能养血清火，用之使平日所服参附之力，皆达于外，自能手足温而卧矣。于是始相折服[16]。凡治血脱证，俱同此。

雄按：论治既明，而茅根功用，尤为发人所未发。

【注释】

[1] 淮安：今江苏淮安市。

[2] 肠红：见前案56下注释2。

[3] 更衣：指大便。古人入厕必更衣，故以代之。

[4] 急棹（zhào）：快船。棹，划船。

　　［5］茅草根：即白茅根。

　　［6］见道：与前"明理"义相同，指洞彻真理，明白道理。

　　［7］诸郎：诸子。郎，对别人之子的尊称。

　　［8］信之至：极度信任。至，达到极点。

　　［9］慨然：形容慷慨。

　　［10］无虞：没有忧患；太平无事。

　　［11］任之至：极为负责。任，承当；担当。按《周礼·地官·大司徒》："二曰'六行'：孝、友、睦、姻、任、恤。"郑玄注："任，信于友道。"

　　［12］骇叹：惊叹。

　　［13］热深厥亦深：见前案36下注释3。

　　［14］阳胜则不得入于阴，阴虚故目不瞑：见《灵枢·邪客》："行于阳则阳气盛，阳气盛则阳跷陷（满），不得入于阴，阴虚，故不瞑"，与原文有所差异。

　　［15］交春透发：指到了春天开始发芽生长。交，指某一时期或时刻的到来。

　　［16］折服：信服；佩服。

【赏析】

　　本案同为血证，亦体现了灵胎治血的学术思想，即：血脱时治以扶阳，为一时急救之法；阳气复后，即当补阴。本案患者下血斗余，气随血脱，急用大量参附益气回阳固脱，本为正治。但前医不识变通，继用参附温补，燥热灼阴。灵胎诊时，已见"六脉极洪大而时伏，面赤有油光，舌红而不润，目不交睫者旬余"阴液将竭之象；手足如冰，为阴血不足，血脉不利，不达四末；目不交睫，为阴竭阳亢，阳不入阴。

　　灵胎临床上重视人身元气及阴阳，在《医学源流论》中颇多论述。他认为，元阳不能动，"一动则元气漓矣"，"汗出太甚动元阳，即有亡阳之患，病深之人发喘、呃逆，亦有阳越之虞……"（《阴阳升降论》）。对于元阴则不同，"不患其升，而患其竭。竭则津液不布，干枯燥烈，廉泉玉英毫无滋润，舌燥唇焦，皮肤粗槁"（《阴阳升降论》）。谆谆告诫医者对元阳不足患者，慎用升提发散之药，以防元阳散绝；对元阴不足患者，慎用辛热香燥灼阴伤津之剂。指出："故阴气有余则上溉，阳气有余则下固,其人无病,病亦易愈,反此则危。故医人者,慎毋发其阳而竭其阴也"(《阴阳升降论》)。在本案中,患者即是失血后过用参附,引起灼阴竭阴。灵胎重用一味白茅根四两,配合清凉平淡之药,以生津养阴、凉血清火,引阳气达于四肢。患者由于津液得以上溉,阴阳得以相济,遂夜得寐而手足温。足见灵胎深明阴阳,互存互根,消长转化之理。

茅根甘寒,一般用于凉血止血,清热利尿,及热病烦渴、喘急,皆因其能清肺胃伏热。灵胎从茅根交春透发,而悟出有引阳气达于四肢的作用,并用之应验,其乃发他人所未发也。民国名医张锡纯《医学衷中参西录》亦言其:"味甘,性凉,中空有节,最善透发脏腑郁热,托痘疹之毒外出;……为其味甘,且鲜者嚼之多液,故能入胃滋阴以生津止渴,并治肺胃有热,咳血、吐血、衄血、小便下血,然必用鲜者其效方著",可为本案之佐。

血　痢

案63　血痢五年肠漏生，填塞空窍病痊归

洞庭葛允诚，患血痢五年，日夜百余次，约去血数石，骨瘦如柴，饮食不进，举家以为必无生理。余友姜君锡常次子荸芳，从余学医于山中，病者即荸芳妻弟也。锡常怜之，令同荸芳寄膳[1]余家，朝夕诊视。余先用滋补之剂以养其血脉，复用开胃之药以滋其化源，稍健而能食。久痢至五载，大肠之内必生漏管，遂以填补之品塞其空窍，痢日减，饭日增，不半年而每食饭必六七碗，至冬病全愈。丰肥强壮，归至家，亲戚俱不相识认，无不叹以为奇。

【注释】

[1] 寄膳（shàn）：膳，进食。寄膳，此指寄住于徐家。

【赏析】

本案患者血痢五年，日夜百余次，约去血数石，气血大亏可知；痢疾是以腹痛，里急后重，下痢赤白脓血为主症的疾病。其病位在肠，为邪滞肠道，气血壅滞，脂膜血络受损化为脓血所致。现下血为主，已及血分；病程长达五年，经年不愈，应属休息痢，多由治不及时或治不得法，止涩太早，以致正虚邪恋而成。治疗当养阴血，清肠止痢。然患者失血既多，又"骨瘦如柴，饮食不进"，脾胃虚弱，气血生化无源，则宜健脾为要，"要知补血之道，不过令其阴阳相和，饮食渐进，则元气自复，非补剂入腹，即变为气血也"（见案59）。

难得的是，灵胎能悟出"久痢至五载，大肠之内必生漏管"，实属不易。本案从症状来看，应属于现代医学之溃疡性结肠炎范畴，该病可出现黏膜充血、水肿，容易出血，在进展性病例中可见肠道溃疡，甚至引起肛瘘，此即灵胎所言之"漏管"。案中只提到治用"填补之品塞其空窍"，未言何药，《兰台轨范·诸血》中"猪

脏丸"可资参考。其方注云："治大人小儿大便处下血日久，多食易饥，腹不痛，里不急"，并言"此方治妇人血崩亦良"。方由海螵蛸、木贼草、黄连、嫩猪脏（猪肠）组成，猪肠为血肉有情之品，以形补形，功能清热，祛风，止血。主治肠风便血，血痢，痔漏，脱肛等证。《本草纲目》言其"补下焦虚竭"。海螵蛸亦为血肉有情之品，咸温敛涩，入肝经血分，可收敛止血，收湿敛疮；木贼入肝经而止血，可用治多种血证及血痢；黄连苦寒，善除脾胃大肠湿热，为治痢要药。诸药合用，清肠止血，"塞其空窍"，配合健脾养血之品，经半年调治，而收全功。

崩

案 64　忧劳血崩忌参附，养血清火保安康

徽州[1]盐商汪姓，始富终贫，其夫人年四十六，以忧劳患崩证，服参附诸药而病益剧，延余治之。处以养血清火之剂，而病稍衰，盖此病本难除根也。越三年夫卒[2]，欲往武林[3]依其亲戚，过吴江求方，且泣曰：我遇先生而得生，今远去，病发必死耳。余为立长服方，且赠以应用丸散而去。阅[4]十数年，郡中有洋客[5]请治其室人，一白头老妪[6]出拜，余惊问，曰：我即汪某妻也。服先生所赠方药，至五十二而崩证绝[7]，今已六十余，强健逾昔，我婿迎我于此，病者即我女也。不但求治我女，必欲面谢，故相屈耳。盖崩证往往在五十岁以前，天癸将绝之时，而冲任有火，不能摄纳，横决为害。至五十以后，天癸自绝，有不药而愈者，亦有气旺血热，过时而仍有此证者，当因时消息[8]，总不外填阴补血之法。不知者以温热峻补，气愈旺而阴愈耗，祸不旋踵[9]矣。此极易治之病，而往往不治，盖未能深考其理，而误杀之耳。

【注释】

[1] 徽州：古又称歙州、新安，即现在浙西皖南赣北交界一带。

[2] 卒（zú）：死亡，去世。

[3] 武林：见前案 45 下注释 5。

[4] 阅：见前案 56 下注释 7。

[5] 洋客：指远洋航行的商人。

[6] 妪（yù）：见前案 17 下注释 6。

[7] 绝：停止，止歇，此处指疾病痊愈。

[8] 消息：消长，增减，盛衰，此处指据病情变化因时调治。

[9] 祸不旋踵（zhǒng）：旋踵指旋转脚跟，比喻时间极短，形容灾祸很快来临。

【赏析】

经血非时而下，来势急，量多者谓之崩。此案女患病发恰年四十有六，于天癸将绝之时始作，《素问·上古天真论》云女子："七七，任脉虚，太冲脉衰少，天癸竭，地道不通，故形坏而无子也。"任脉主阴，冲为血海，半百之年，其阴自半。又《素问·疏五过论》指出"尝富后贫，名曰失精"，其妇始富终贫，加之忧劳，精血暗耗。精血属阴，日久阴损则不涵阳，阳扰阴分，血分失宁，亢阳为害而作病也。正如《内经》所指："阴虚阳搏谓之崩。"前医曾予参附诸药益气温阳法治之，病不减而反剧，则知病非气虚阳弱所为。《内经》云："妇人之生，有余于气，不足于血，以其数脱血也"，临床崩证亦可由气旺阴亏血热所致。灵胎充分结合患者的发病年龄、贫富变迁、发病诱因以及前医治疗后的反应综合考虑，认为此案病机为精血内耗，阴不制阳，胞络血热，破血妄行，失于摄纳，故予养血清火、填阴补血之法而病终告痊愈。治疗崩证，后世多循"塞流、澄源、复旧"三旨，并遵"止血、消瘀、宁血、补虚"四法。此案清火即是塞流宁血止血，养血即是澄源，填阴补血即是补虚复旧。阴血足，阳热去，标本同治，崩证可痊。

通过此案崩证治疗的记述，可以看出灵胎在临床诊治疾病时对三因制宜的灵活运用，人在不同的年龄阶段、不同的人生境遇下其气血阴阳的状态也是不一样的。医者当明五气之化，病有所并之别。另外此案是从气旺血热、冲任有火论治，崩证亦有因虚因瘀而作者，临证当明辨症候，随证治之。

瘀血冲厥

案65 瘀血冲心厥三日，起死回生黑神丸

东山水利[1]同知[2]，借余水利书，余往[3]索[4]，出署[5]，突有一人拦舆[6]喊救命，谓我非告状，欲求神丹夺命[7]耳。其家即对[8]公署，因[9]往视病者，死已三日，方欲入棺，而唇目忽动，按其心口尚温，误传余能起死回生，故泥首[10]哀求。余辞[11]之不获[12]，乃绐[13]之曰：余舟中有神丹可救。因随之舟中，与黑神丸二粒，教以水化灌之，非能必其效也。随即归家。后复至山中，其人已生。盖此乃瘀血冲心，厥而不返，黑神丸以陈墨为主，而以消瘀镇心之药佐之，为产后安神定魄、去瘀生新之要品。医者苟不预备，一时何以奏效乎？

【注释】

[1] 水利：指利用水力资源和防止水害的一门专门的学问。

[2] 同知：官名，称副职，清代只有府州及盐运使设立同知官衔。

[3] 往：去，到。

[4] 索：索取，讨取，使归还。

[5] 署：公署，官署，办理公务的机关。

[6] 舆：见前案6下注释4。

[7] 夺命：夺取性命，此处指拯救生命。

[8] 对：朝着，向着。

[9] 因：副词，就，于是。

[10] 泥首：以泥涂首，表示自辱服罪。此处指顿首至地，表示诚恳真挚的情感态度。

[11] 辞：躲避，推托，不接受。

［12］不获：不得，不能，此处指没能成功。

［13］绐（dài）：见前案33下注释6。

【赏析】

此案患者虽已"死"三日，然唇目忽动，按其心口尚温，无脉失身冷息绝之征，实非真死之状也。盖其因病神志昏聩，人事不知，口不能言，四肢不能动，旁人观作以为其死也。其死非真死，是为厥。《伤寒论》云："阴阳气不相顺接，便为厥。"厥者，"其状如死，犹微有息而不恒，脉尚动而形无知也"。灵胎仔细察看患者病情后，深知此虽非真死，胸中心阳尚存，然已昏越三日，回生亦属不易。然其家属泥首哀求，不忍弃治，遂发大慈恻隐之心，愿救含灵之苦，抱着侥幸心理姑且暂予黑神丸两粒试治，不料收效而活人一命。考黑神丹（丸）一方，出于《叶氏女科》卷四，由陈墨、百草霜、天麻、淮小麦面粉、足赤大金箔组成。主治小产、正产、横生倒产及一切难产、产后诸证。方以陈墨为主药，其性味辛平，入心肝二经，能止血，又可行血化瘀，且古人有"墨能胜赤，赤见墨止"一说。百草霜为锅底灰，亦可止血；天麻祛风通络，以治血虚眩晕；淮小麦补养心气；金箔镇心安神。

该方于陈墨之外，配以消瘀镇心之品，本为产后安神定魄去瘀生新所设，竟能回厥活人。以方测证，此患当为气机逆乱，升降乖戾，瘀血冲心，蒙蔽心窍所致。《素问·灵兰秘典论》云："心者，君主之官也，神明出焉……主明则下安……主不明则十二官危"，心藏神，主神明，瘀血冲心，蒙心闭窍乱神，导致气血阴阳不相顺接而发昏厥。该方能活血化瘀，去瘀生新，安神定魄，开窍醒神，故使瘀血得去，心神得明，气机得畅，生气得复，而人生矣。

灵胎亦指出行医者当随身预备速效急救药品为好，倘遇突发意外之境，或可能于九死一生之中力挽狂澜于倾倒，救命活人于危难，实属医之大德之幸事。此外临床在辨别寒热真假及死生厥复时，常以胸腹温与不温作为鉴别要点。

胎中毒火

案 66　胎毒冲心苦舌肿，解毒清火内外治

南门陈昂发夫人怀娠[1]三月，胎气上逆，舌肿如蛋，色紫黑，粒米不能下，医者束手[2]，延[3]余治。余曰：此胎中有毒火冲心，舌为心苗，故毒聚于舌，肿塞满口，则饮食绝矣。乃用珠黄散及解毒软坚之药，屡[4]涂其舌，肿渐消而纳食；复用清凉通气之方，消息治之。或谓解毒清火，与胎有害。余曰：不然，胎气旺甚，愈凉愈安，但热毒伤阴，当滋养其血气耳。乃专服余药，孪生[5]二子。后询其得病之故，乃曾听邪人[6]之言，服不经[7]之药，几至[8]伤生，可为戒也。

【注释】

[1] 怀娠：怀孕，妊娠。

[2] 束手：指捆住双手，无计可施。形容遇到问题没有解决的办法。

[3] 延：见前案 13 下注释 4。

[4] 屡：接连着，不止一次，多次。

[5] 孪生：一胎双生。

[6] 邪人：指心术不正的人，此处指治疗不得当的医家。

[7] 不经：不合理，不合适。

[8] 几至：几乎，差不多达到。

【赏析】

古语有云："产前宜凉，产后宜温"，揭示了妇女在妊娠期间正当肾气充足、气血旺盛之时的生理特点，机体代谢活跃，即中医谓之阳旺之时。因此妊娠期间的生活饮食调理不宜进食辛燥肥甘燥热之品，恐其助阳生火之弊。此案患者怀娠三月，气血正旺，而病舌肿，其色紫黑，饮食不得，众医无策，于是求助徐氏。

舌为心之苗,舌病当先虑心;又体肿大并舌色紫黑,心属火,为阳脏,阳中之阳,烛照万物,同气相求,当为火毒为害。徐氏乃予珠黄散及解毒软坚之药,嘱其频频涂舌外用,使药力直达病所,而病有缓解,可知火毒冲心之机不谬。徐氏再以清凉通气之方加减调治,肿渐消,食纳复,病终愈。考珠黄散一方,乃由牛黄、珍珠组成,功能清热解毒,消肿止痛,祛腐生肌,专为口腔舌咽热毒内蕴所设。此案徐氏辨证准确,用药精当,故能收效迅速。然他医顾其胎孕,畏手畏脚,终无办法。《素问·六元正纪大论》云:"有故无殒,亦无殒也。"

此案舌肿如蛋,舌色紫黑,肿塞满口,饮食几绝,可知其热毒内盛几何。解毒清火非但无害,而且愈凉愈安,有是证,用是方药,医者当胆大心细而为之。后徐氏询问得病缘由,告知曾听他人言,盖误服助阳生火之剂而病旋踵即至。水能载舟,亦能覆舟;药能生人,亦可伤人。用之不当,为祸不浅,处方用药,必于反复斟酌,不可孟浪乱投,医者当为戒也。

子 利

案 67　子利非产后不愈，强求其愈反致害

烂溪[1]潘开于表弟，其夫人怀娠患痢[2]，昼夜百余次，延余视。余以黄芩汤加减，兼养胎药饮之，利遂减，饮食得进，而每日尚数十次，服药无效。余曰：此不必治，名曰子利[3]，非产后则不愈，但既[4]产，恐有变证耳。病家不信，更延他医，易一方，则利必增剧。始守余言，止[5]服安胎药少许，后生产果甚[6]易，而母气大衰，虚象百出。适[7]余从浙中来，便道[8]过其门，复以产后法消息治之，病瘥而利亦止。盖病有不必治而自愈，强求其愈，必反致害，此类甚多，不可不知也。

雄按：此所谓利，即是泄泻。古人名曰利下，非今之痢也。痢疾古名滞下，若胎前久痢不愈，产后其能免[9]乎？

【注释】

[1] 烂溪：又名澜溪塘，位于苏州吴江市境内。自浙江省桐乡县乌镇起，流向东北，注入平望镇莺脰湖。

[2] 痢：古称"滞下"。又因病情不同而有"赤痢"、"白痢"、"赤白痢"、"噤口痢"等名，常表现为腹痛，里急后重，下利脓血或粘液，考文末按语，此痢当为泄泻言。

[3] 子利：指妊娠期间患泄泻病。

[4] 既：完成，完毕。

[5] 止：仅，只。

[6] 甚：很，极，非常。

[7] 适：刚好，恰巧。

[8] 便道：见前案 45 下注释 4。

[9] 免：避免，指不被某种事物所涉及，此处指自愈。

【赏析】

本案言子利，即谓妊娠期间患泄泻病。古名利下，多指代不明，有痢疾与泄泻之分。二者都以大便急迫，便质偏稀或水样，日行多次为特点。痢疾古名肠澼，亦名滞下，多由外邪侵其肠胃，湿热寒火凝结下焦，内外合邪所致。泄泻主由脾肾虚寒，脾不运水，水湿滞留胃肠所致。二者症候上的主要区别，在于是否有后重与粘液脓血便，后重明显伴粘液脓血便者为痢疾，无后重及粘液脓血便者为泄泻。里急者急欲大便，后重者入厕下而不多也。痢疾发病多有时令季节的特点，多发于夏末秋初，常与饮食不当及气候变化有关，内有积热，复感外邪，内外感召，相合为病。痢疾治宜疏通，最忌腻补或收涩过早，以犯虚虚实实之戒，不无闭门留寇之虞。而泄泻的治疗主以运化水湿，健脾升清为要，佐以分利，再据寒湿与湿热之不同分别以温化寒湿与清化湿热之法治之。痢疾与泄泻二病，病因、症状、病机与治法多有不同，临床不得混为一谈。

此案患者下利昼夜达百余次之多，且未提后重与粘液脓血便诸症，倘若痢疾为害，势必危也。徐氏予黄芩汤加减，辅以养胎安胎之剂而诸症得缓，饮食得进，病即向愈。考黄芩汤，出自仲景《伤寒论》第 172 条，方由黄芩、芍药、大枣、甘草四药组成，黄芩苦寒，苦以燥湿，寒能清热；芍药苦酸微寒，《本草纲目》谓"止下痢腹痛后重"，能于土中泄木，《神农本草经》谓"主邪气腹痛"；白芍柔肝理脾，得甘草以缓急止痛；大枣健脾和血，全方专为清热利湿，泄肝扶脾而设。且用之收效，以方测证此病当为肝脾不调，湿热泄泻。徐氏诊断为子利，并言其产后方可治愈，孕期不必继续治疗。病家初始不信，换方治之其病反剧，最终按灵胎之言而分娩顺利，产后按法调治终告痊愈。通过此案论治，徐氏指出临床治病疗疾，当有分辨，不可一概而论，当以时治之，于不必治而自愈者，强求其愈，必反致害。正如《素问·五常政大论》所云："养之和之，静以待时，谨守其气，无使倾移，其形乃彰，生气以长……无代化，无违时，必养必和，待其来复。"

试 胎

案68 试胎非产养血安，一月之后始顺产

余往候[1]族兄[2]龙友，坐谈之际，有老妪惶遽[3]来曰：无救矣。余骇[4]问故，龙友曰：我侄妇产二日不下，稳婆[5]已回绝矣。问：何在？曰：即在前巷。余曰：试往诊之。龙友大喜，即同往。浆水[6]已涸，疲极不能出声，稳婆[7]犹令用力迸下[8]。余曰：无恐[9]，此试胎[10]也。尚未产，勿强[11]之，扶令安卧，一月后始产，产必顺，且生男。稳婆闻之微哂[12]，作不然之态，且曰：此何人，说此大话。我收生数十年，从未见有如此而可生者。其家亦半信半疑。余乃处以养血安胎之方，一饮而胎气安和，全无产意。越一月，果生一男，而产极易。众以为神，龙友请申[13]其说。曰：凡胎旺而母有风寒劳碌等感动，则胎坠下如欲生之象，安之即愈。不知而以为真产，强之用力，则胎浆破而胎不能安矣。余诊其胎脉甚旺，而月份未足，故知不产。今已摇动其胎，将来产时必易脱，故知易产。左脉甚旺，故知男胎。此极浅近之理，人自不知耳。

【注释】

[1] 候：拜访，问候。

[2] 族兄：同高祖兄弟的兄辈，亦泛指同族同辈中年较长者。

[3] 惶遽（jù）：亦作"惶懅"，形容恐惧慌张的样子。

[4] 骇（hài）：见前案24下注释。

[5] 稳婆：指旧时以接生为业的妇女，又名接生婆。

[6] 浆水：水或其他食物汤汁，此处指阴道流出的羊水。

[7] 犹：仍然，还。

[8] 迸（bèng）下：挣扎，涌出，此处指努挣分娩的样子。

[9] 恐：害怕，担心，疑虑。

[10] 试胎：指妊娠八九个月时月数未足，或腹中痛，痛定仍然如常者，称为试胎，宜养血以安其胎。

[11] 强（qiǎng）：硬要，迫使，尽力，强迫。

[12] 哂（shěn）：讥笑。

[13] 申：陈述，说明。

【赏析】

《医宗金鉴·妇科心法要诀》有云："月数未足腹中痛，痛定如常名试胎。临月腹痛腰不痛，或作或止名弄胎。二者均非正产候，但须宁静莫疑猜。"指出妊娠八九个月时，或腹中痛，痛定仍然如常者，此名试胎，宜养血以安其胎。若月数已足，腹痛或作或止，腰不痛者，此名弄胎，不宜轻动。二者均非正产之时，切勿躁扰疑惑，惟宜宁静以待其时。此案其妇产二日不下，浆水已涸，疲极不能出声，徐氏观之，断为试胎，待其时自产，暂不必强生。乃令人扶妇安卧以静养生息，并予养血安胎之方服之，药后胎气安和，全无产意，一月后顺利分娩一活男婴。徐氏指出，妇人胎产一事，真产假产，试胎弄胎，当于细心处明辨之。胎气旺而母体因风寒劳碌有恙者，固养胎元失司，常有胎坠下如欲生之象，养血安胎，母安即愈也。若强之用力，不知假产为真产，当害其胎元也。明·高宾《便产须知》中亦提到了临产时辨弄胎、试胎与正产的要点："凡腹痛，胎水来与不来，俱不妨事，但当宽心候时。若果当生，痛极不已，腰间重胀，谷道挺并，浆水淋下，其儿遂生。"即正产时腹痛必甚，痛极而有歇止，且一阵痛似一阵，越痛越紧，方为正产。现今产科对孕妇分娩前出现的上述试胎症状，称之为"假临产"，其主要特点为：①宫缩持续时间短（＜30秒）且不恒定，间歇时间长且不规律，宫缩强度不增加。②宫缩时，宫颈管不缩短，宫口不扩张。③常在夜间出现，清晨消失。④给予强镇静药物，可抑制宫缩。而正式临产开始的标志为：规律且逐渐增强的子宫收缩，持续约30秒时间，间歇5～6分钟，同时伴随进行性宫颈管消失、宫口扩张和胎先露部下降；用强镇静药物不能抑制宫缩。医生一般可通过查看宫颈扩张程度来判断产程进展。

徐氏脉诊知其胎气旺，而今日强生已动摇其胎，故言产时必易。古语云："天道左旋，地道右旋"，天为阳应男，地为阴应女，民间亦有"男左女右"之说，现左脉甚旺，故言男胎。

产后风热

案 69　产后风热妄用补，立主石膏两剂愈

西濠[1]陆炳若夫人，产后感风热，瘀血未尽，医者执[2]产后属虚寒之说，用干姜、熟地治之，且云必无生理[3]，汗出而身热如炭，唇燥舌紫，仍用前药。余是[4]日偶步田间看菜花，近炳若之居，趋[5]迎求诊。余曰：生产血枯火炽，又兼风热，复加以刚燥滋腻之品，益火塞窍，以此死者，我见甚多。非石膏则阳明之盛火不解。遵仲景法，用竹皮、石膏等药。余归而他医至，笑且非[6]之，谓自古无产后用石膏之理。盖生平未见仲景方也。其母素[7]信余，立主[8]服之，一剂而苏。明日炳若复求诊，余曰：更服一剂，病已去矣。无庸易方。如言而愈。医者群以为怪[9]，不知此乃古人定法，惟[10]服姜桂则必死。

【注释】

[1] 濠（háo）：地名，即今安徽省一带。

[2] 执：坚持，固执，执意。

[3] 生理：此处指生还的希望。

[4] 是：这，此，那。

[5] 趋：特指快步上前，是表示恭敬的一种礼节。

[6] 非：责备，反对。

[7] 素：向来，素来，素常，平素。

[8] 立主：竭力主张。

[9] 怪：奇怪，怪异，不寻常。

[10] 惟：听从，随从。

【赏析】

古人有训："产前宜凉，产后宜温"，是指妇女产前肾气正盛，胎元正旺，气血充足，身体偏于阳旺，故宜凉润；产后气血流失，温煦不足，卫外不固，正气不足，邪之易凑，容易感受外在的风寒湿邪而为病，故宜温补。然知其常者，亦当晓其变也。《景岳全书》指出"血本阴精"，血主濡之，产后血伤而愈少，其阴必虚，也易感受风热之邪入里化热而火热愈甚。此案产后瘀血未尽，复感风热，从体热化，而见汗出身热、唇燥舌紫、神昏不清诸症。医者固执己见，不知变通，反执产后虚寒之说，弃辨证于不顾，视证候于漠然，乱投干姜、熟地等助阳生火、刚燥伤阴、滋腻碍胃恋邪之品，益火塞窍，病剧不减。且言生还无望，抛责于病家，冀其生死天定，而不反思处方用药之己过。药误死者，孰能不多。徐氏诊之，其人产后外感风热，而见大汗、大热、烦渴、唇燥舌紫、神昏等症，断为热盛于阳明气分，非石膏微寒辛凉透热之品不解，于是遵仲景法，仿竹皮大丸加减，用竹皮、石膏等药治之。竹皮者即今之竹茹，配以石膏，专为妇人产后虚热烦呕所设。他医不明，反笑而非之，墨守成规，认为产后焉有用石膏之理。殊不知有是证，用是药，有病者病当之，不必拘泥。幸得其母信任，立主服之，药后即苏，热退汗敛，病情转缓，更如前法，其病如言而愈。徐氏指出临证治病，不可囿于成方套法，亦不可盲目拘泥死板，临证当灵活应变，活法圆通，求四诊，明辨证，如《伤寒论》云："观其脉证，知犯何逆，随证治之。"

产后血臌

案 70　产后瘀阻致血臌，寒热补泻下瘀血

　　苏州[1]顾某继室[2]，产后恶露不出，遂成血臌[3]，医者束手，顾君之兄掌夫，余戚[4]也，延余治之。余曰：此瘀血凝结，非桃仁等所能下，古法有抵当汤，今一时不及备，以唐人法，用肉桂、黄连、人参、大黄、五灵脂成剂，下其瘀血。群医无不大笑，谓寒热补泻并相犯之药合而成方，此怪人也。其家因平日相信，与服。明日[5]，掌夫告余曰：病不可治矣。病者见鬼窃[6]饮所服药，乃大呼曰：我不能食鬼之所吐也。先生可无治矣？余往验之，药本气味最烈之品，尝之与水无二，怪之。仍以前方煎成，亲往饮之，病者不肯饮，以威迫[7]之，惧而饮，是夕下瘀血升余，而腹渐平，思食。余以事暂归，隔日复往，其门首[8]挂榜[9]烧楮[10]，余疑有他故，入门见者皆有喜色，询之，则曰：先生去之夕，病者梦其前夫人怒曰：汝据余之室，夺余之财，虐余之女，余欲伤汝命，今为某所治，余将为大蛇以杀汝，即变为大蛇，大惊而醒，故特延僧修忏[11]耳。盖前夫人以产后血臌亡，病状如一，而医者治不中病，遂致不起。盖一病有一病治法，学不可不博也。

【注释】

　　[1] 苏州：又称姑苏、平江等，即今江苏省东南一带。

　　[2] 继室：指元配死后续娶的妻子。

　　[3] 血臌（gǔ）：病名，臌是指腹部绷急，膨胀如鼓的形状，血臌多因瘀血阻滞肝脾脉络而成，症见胁满小腹胀，满身上有血丝缕，烦躁漱水，小便赤，大便黑，腹上青筋等。

　　[4] 戚：指亲属、亲戚关系。

　　[5] 明日：次日，第二天。

[6] 窃：私自，暗中，偷偷地。

[7] 迫：强迫，迫使。

[8] 门首：见前案 1 下注释 2。

[9] 挂榜：亦作"挂榜"，指做法事时张挂的文榜。

[10] 烧楮（chǔ）：烧纸。楮，纸的代称。

[11] 修忏：修治忏悔，此处指请僧侣诵念经文做法事以示忏悔。

【赏析】

　　臌者，腹部绷急、臌胀如鼓也。《灵枢·水胀篇》云："鼓胀何如？岐伯曰：腹胀，身皆大，大与肤胀等也，色苍黄，腹筋起，此其候也。"臌胀根据病因及症状的不同，临床常分为气臌、血臌、水臌、虫臌、食臌五种。血臌之名首见于《石室秘录·内伤门》，多因瘀血阻滞肝脾脉络而成。病久瘀血阻滞，血不利则病水，水湿停积，则出现腹水。证见腹大坚满，有痞块，胁腹坚痛或刺痛，腹壁有青紫筋脉，身或手足可见红缕赤痕，大便黑，漱水不欲咽下，小便短赤，或见吐血、衄血，舌暗有瘀斑，脉小涩等。此案妇女产后恶露不出，恶露者，死血、败血、瘀血也。今之不出，凝结于内，日久阻滞血脉，影响三焦气化，而终成气血水互结于络脉之态，其腹渐大，遂成血臌。此案病因明确，诊断不难。古有仲景立法，抵挡汤破血逐瘀下之即可。然今一时不备，故徐氏退而求其次，以唐人法，予肉桂、黄连、人参、大黄、五灵脂等药，"其在上者因而越之，其下者引而竭之"，瘀血凝结于腹，遂因势利导下其瘀血。案中所言之"唐人法"，出自唐代《备急千金要方》，其配伍方法独到。一是反激法，即取相畏之药相配，使药性相激而增强疗效，如人参配五灵脂、乌头配半夏、钟乳配白术、芫花配甘草等。二是补泻并用法，《千金方衍义》谓："历观《千金》诸方，每以大黄同姜、桂任补益之用，人参协硝、黄佐克敌之功。"本案即取唐人制方之法，以治瘀热结于胞宫之证。本案通过陈述使用唐代古方治愈顾妻产后血臌的经过，告诫读者注意专病专方的收集使用，并且提示不能因为古代验方的方义不好理解而搁置不用。

　　群医不明医理，反谓寒热补泻并相犯之药合而成方，殊不知寒热并用仲景早有示法在前，如半夏泻心汤、桃核承气汤是也；补泻相并，病情使然，血臌为病，多虚实夹杂，寓补于泻，泻补兼施，以免邪去而正气亦衰惫也，《金匮》鳖甲煎丸攻补并用，缓中补虚，渐消缓散是其例也；至于人参与五灵脂相犯之说，十九畏确有记载，然于此人参为扶正之用，正气充，则祛邪有力，五灵脂乃鼯鼠粪便，秽浊之品，气味俱厚，最能下走攻逐瘀血浊邪也。徐氏选方用药，精心为之，而不泥于旧法，且用之收效确无毒性，盖人参畏五灵脂之说尚待探讨。此案一服药时，病者言鬼，盖其瘀血冲心乱其神也，古语云："血在上者善忘，血在下者即狂"，其言鬼者，盖其狂者之渐也。

产后肠痈

案71　产后肠痈命垂毙，内外合治终得愈

洞庭[1]某妇，产后小腹痛甚，恶露不止，奄奄[2]垂[3]毙[4]。余诊之，曰：恶露如此多，何以其痛反剧？更询[5]其所行之物，又如脓象。余曰：此乃子宫受伤，腐烂成痈也。宜令名手[6]稳婆探之，果然[7]。遂用绵作条，裹入生肌收口之药，而内服解毒消瘀之方，应手而愈。凡产后停瘀，每多外证，如此甚多，不可不知也。

【注释】

[1] 洞庭：湖名，太湖的别称，即今之江苏太湖一带。

[2] 奄奄（yǎn）：气息微弱的样子，形容极其衰弱。

[3] 垂：接近，快要。

[4] 毙（bì）：死亡。

[5] 询：仔细询问，察看。

[6] 名手：因精通某行，技艺或文笔等高超而著名的人。

[7] 果然：真的，确实，表示事实与所说或所料的相符合。

【赏析】

此案女患产后小腹疼痛剧烈，恶露尚排，量亦不少，然几近垂死之貌，气息奄奄。初产妇人，腹痛之因，恶露瘀血者为多。然此案未有恶露内结而其痛反剧，大与常者有异。于是徐氏仔细询察，观其恶露所排之物，夹有脓液，言其乃子宫受伤，腐烂成痈。后让稳婆名手亲自探查，与徐氏前言相符。遂外用生肌收口药棉条裹入以引流，内服解毒消瘀之方，内外合治，细心调理，应手

而愈。

通过此案，徐氏指出，产后腹痛，停瘀最多，然亦有兼夹，或寒或热，当仔细分辨，望闻问切四诊不可厚此薄彼。此案望排出物后，方知痈脓，稳婆亲探，盖定其论。产后停瘀，或感外邪后体质从化，或气血壅滞邪毒内生，多成外证，医者当多留一心，不可不知。

恶　痘

案72　吴氏家僮患恶痘，祛风滋养病方去

吴超士家僮[1]，已弱冠[2]，随[3]超士往戏馆观戏，因寒热作而先归，夜半呻吟不绝。至明旦[4]往视，则匿[5]于床下，口称群鬼欲杀之，拽[6]出视之，细点如麸。余曰：此恶痘也。色暗紫，急以升麻、羌活、生地等药，煎汤灌之。三日而痘形出，遍体无毫孔[7]，头面结聚重叠，始终用滋养气血之品，不用时下[8]恶药[9]一味。二十余日始结痂，焦黑成片，大如手掌，形如缸片[10]，剥去之后，非复本来面目，见者俱不相识，可知痘证之必死者绝少，皆医以寒凉克伐[11]之药误之也。

【注释】

[1] 家僮：年幼的男仆。

[2] 弱冠：古代男子二十岁行冠礼，因还没到壮年，故称弱冠，后泛指男子二十左右的年纪。

[3] 随：跟着，随从，和……一起。

[4] 旦：天亮，早晨，清晨。

[5] 匿：隐藏，躲藏。

[6] 拽（zhuài）：牵引，拖，拉，拉扯。

[7] 毫孔：毛孔，此处指正常的皮肤。

[8] 时下：当下，目前，现在。

[9] 恶药：指不对症的药，有碍病情的药。出自《吕氏春秋·荡兵》："若用药者然，得良药则活人，得恶药则杀人。"此处指寒凉克伐的药。

[10] 缸片：装粪尿的容器中生成的一层灰白色沉淀物。时间短的，易于取下，称为缸砂；时间久的，坚结成片，称为缸片。

[11] 克伐：指使用性峻伤元的攻破消导药物，稍过即伤元气。

【赏析】

《医宗金鉴·痘疹心法要诀》云："上古无痘性淳朴，中古有痘情欲恣。痘禀胎元出不再，毒之深浅重轻识……塞北不出寒胜热，毒发必自待天时。"痘疹初起，见证大抵与伤寒相似。然而伤寒之邪由表入里，故见六经之证；痘疹之毒多是邪阳火旺，则从里出表，易见五脏之证。痘疮之毒内伏于五脏，故内出何脏，外即应之。如呵欠闷顿，肝证也；乍凉乍热，手足稍冷，多睡，脾证也；面燥腮赤，咳嗽喷嚏，肺证也；惊悸，心证也；肌凉耳冷，肾证也。肝痘之形为水泡，其色青而小；肺痘之形为脓泡，其色白而大；心痘之形，其色赤而小；脾痘之形，其色黄浅而大。至于肾经，不宜有证，若水不胜火，痘色黑者，非吉兆也。又观心窝有红色，耳后有红筋，目中含泪，或身热，手指皆热，惟中指独冷，乃知是痘证也，便当察其虚实，随证治之。此案病者虽已弱冠，然先作寒热，似为伤寒，夜半呻吟，次晨其身已细点如麸，徐氏诊之，痘疹无疑。然其色暗紫，肾色已露，非吉兆也，故曰恶痘。痘者乃深伏体内之阳热邪毒，外邪感召，里出表也，治宜辛凉清透，不宜辛温发表而助阳生火化毒，亦不可苦寒凉遏闭门留邪而变证蜂起。故徐氏急以升麻、羌活、生地，凉血祛风、解毒透邪之品煎汤灌之。三日后痘形遍体，出透则顺，始终用滋养气血之品由内祛邪外出，二十几天后焦黑痘痂渐脱而病去也。徐氏指出，时医见痘疹者，多用寒凉恶药治之，表愈寒，里愈热，气血先伤于里，自是祛邪无力，毒发之不出，反内攻于里，而致坏证，医者当明诫之。

案73 闷痘时医判将毙，祛风补养保命全

毛履和之女患痘，医者曰：此闷痘也，五日而毙。举家[1]扼腕[2]，适余至，曰：先生亦治痘否？余曰：医者不肯治之痘则治。曰：已回绝矣。因入视，遍体大热，神昏不语，细点如鱼子[3]，隐在肉中，余急以升麻羌活汤为主，而佐以养血透肌药饮之，三日而痘形显，前医群骇，告之以故。则又大笑曰：升麻、羌活等药，岂入痘科？不知升麻汤乃痘证初起之主方，而医者不知也。继以养血解毒

补气之品。其结痂也，额如覆釜[4]，身如树皮，发连痂脱，三年始生。时医见此等证，必用大黄、石膏及恶毒之物，虚其里而增其毒，五日而死之言必验。病家亦以为医者断期如神，孰知非其识之高，乃其药之灵也。鸣呼惨哉！

【注释】

[1] 举家：整个家庭，全家。

[2] 扼腕：亦作"扼挽"，指用一只手握住另一只手腕，表示惋惜、叹息的情绪。

[3] 鱼子：鱼的卵，此处指皮肤的痘疹呈霜粒状，像鱼子一样。

[4] 釜（fǔ）：古代的一种锅，炊器，敛口，圆底，或有双耳。

【赏析】

此案所言闷痘者，乃痘之险证也，细点如鱼子，隐而不透，故曰闷痘。前医皆曰病不可治，五日而毙。时医治痘，不得先法，总以苦寒败胃如大黄、石膏等药治之，先虚其里，痘不得发，而增其毒。殊不知痘者一病乃邪毒由里出外，透发为顺，凉遏为逆，欲发待发之时切不可阻其道路，关门留寇而致祸患。时医不晓，误死者不少，鸣呼惨哉。徐氏认为痘证虽险，然死证不多，主张治痘当以透邪外出为要，明辨虚实，或佐以凉血解毒，或辅以滋养气血，反对苦寒攻伐，伤人正气。故言"医者不肯治之痘则治"，鲜明地表明了自己的学术立场，及对时医的批评，也反映了对自己医术的自信。此案患者遍体大热，神昏不语，痘点密布，隐于肉中。徐氏因势利导，火郁发之，急予升麻羌活等味辅以养血透肌之品，其痘出邪透热退而病势转缓。后继以养血解毒补气之品扶正逐邪。痘疹初起，贵在透发，升麻汤为之专设，时医不知，弃而不用。徐氏以此法治痘多验，活人无数，后世当明而学之。

案74　黑陷无浆痘疹密，益气养血补托治

余同学[1]沈冠云之女，痘密黑陷而无浆[2]，医者束手，冠云告以故。余曰：姑[3]处以补托之法，用地黄、归身、黄芪、人参等药，闻者咸[4]笑。一服而浆来，

至明日以参贵停服。余曰：精力不充，毒发未尽，未尽必生痘毒，后果臂湾[5]生二毒，复为治之而安。

【注释】

[1] 同学：清代严禁文人结社，禁用社兄、盟弟等称呼，于是文人之间改称同学。

[2] 浆（jiāng）：比较浓的液体，浆液，古有痘疹灌浆一说。

[3] 姑：见前案 32 下注释 4。

[4] 咸：全，都。

[5] 湾：同"弯"，弯曲。

【赏析】

此案患者痘疹密布，色黑浆瘪内陷，群医束手，而求治于徐氏。临床医生可根据痘疹颜色判断病情进展及预后。正如《医宗金鉴·痘疹心法要诀·痘色顺逆》中所言："痘色桃花渐渐红，淡白枯紫晦多凶；起胀顶白根红润，顶灰根散或深红。生浆由白而黄厚，最忌灰干与薄清；靥喜苍栗恶麸白，疤喜红满恶白干。"并注云"痘色，血之为也。血胜毒，则毒为血载，其毒化矣，故顺也；毒胜血，则血为毒滞，其血涸矣，故逆也。血毒相平，则势界于险，亦在医者之调治得宜也。"在《灌浆证治》中注云："痘疹一病，起胀既顺，而按日毒化浆行，乃气领血载之功也"，但若"痘至行浆之时，其色紫黑而浆不行者，非枭毒内蕴，锢滞气血，即虚弱不能领载其毒也"（《灌浆逆证》）。今之痘密而痘壳空而无浆也，顶陷不起，乃气血不足不能充盈也，治当益气养血扶正为大法，以托补之法消息治之。故徐氏用地黄、归身、黄芪、人参等药大补气血，气血足，而浆液充，故一服浆液即来是为顺象。次日病家因为人参药贵而停服，后果如徐氏所言，正虚不足，气血不盈，精力不充，则不能领载气血化毒行浆，祛邪外出。其毒发未尽，则复生二毒。后复为补托之法治之而愈。痘疹一病临床变化多端，气血虚实，当明辨之，当攻则攻，宜补则补，全在痘上功夫消息以治之。

案75 长孙种痘现变证，托补清火次第安

余长孙女[1]种痘[2]，点密而色深赤，种痘之医束手。余用清发之药，并时[3]含[4]紫雪[5]，赤色稍衰，将就寝[6]，复往视，忽变灰白色而咬牙。余惊曰：证变虚寒矣。此所谓亢害承制[7]也。即用人参、鹿茸等药托之，至三鼓[8]而疮色复红，形渐高起，仍用清火养血之方而浆成。盖病变无常[9]，顷刻转易[10]，故凡属危险之证，医者当时时消息，不可片刻离也。但不明理之医，则偏僻[11]固执，又方法绝少，不能肆[12]应不穷耳。

【注释】

[1] 长（zhǎng）孙女：长子的长女，最年长的孙女。

[2] 种痘：把痘苗接种在人体上，使人体自动产生免疫作用，称之为"种痘"。

[3] 时：不时，时常，时不时地。

[4] 含：衔在嘴里，不吐出也不咽下。

[5] 紫雪：即紫雪丹，凉开三宝之一，主要用于治疗热病神昏诸证，为临床较常用的开窍剂。以其色和用命名，言此药如法制成之后，其色呈紫，状似霜雪；又言其性大寒，清热解毒之方，犹如霜雪之性，故称"紫雪丹"。

[6] 就寝：上床睡觉，睡眠。

[7] 亢害承制：亢，即亢盛；承，作抵御解；制，即压抑或节制。出自《素问·六微旨大论》："亢则害，承乃制"。指过亢而为害者，须抵御而令其节制。事物有生化的一面，也有克制的一面，用以解释人体生理平衡的调节。若有生而无克，势必亢盛之极而为害，因此应该抵御这种过亢之气，令其节制，才能维持阴阳气血的正常生发与协调。

[8] 三鼓：三更，半夜。

[9] 常：固定不变。

[10] 易：改变，变换，变化。

[11] 偏僻：引申为孤陋，见闻短浅。

[12] 肆：不受拘束，从容。

【赏析】

考种痘之法，有谓取痘粒之浆而种之者；有谓服痘儿之衣而种之者；有谓以痘痂屑干吹入鼻中种之，谓之旱苗者；有谓以痘痂屑，湿纳入鼻孔种之，谓之水苗者。然即四者而较之，水苗为上，旱苗次之，痘衣多不应验，痘浆太涉残忍。故古法独用水苗，盖取其和平稳当也。近世使用旱苗，法虽捷径，微觉迅烈。若痘衣、痘浆之说，则断不可从。水苗之所以善者，以其势甚和平，不疾不徐，渐次而入；既种之后，小儿无受伤之处，胎毒有渐发之机，百发百中，捷于影响，尽善尽美，可法可传，为种痘之最优者。其次则旱苗虽烈，与水苗之法相近，儿体壮盛，犹或可施。徐氏长孙女种痘后，痘点密发而色深赤，赤为火之色，其色深赤乃热毒内盛之证也，是故徐氏用清发之剂，并配以紫雪丹含化，而赤色稍衰，热势渐缓。待傍晚再视，痘色忽变灰白，阴色现矣，证转虚寒也，急停前予方药，转投参茸温补之品以托之，后疮色复红，顺证现矣。又转以清火养血之方，浆满痘挺，正气充，气血胜，病邪去。徐氏辨治痘疹多按期分治，病初多治以辛凉透发，已出以清解为要，结痂落痂又以滋养气血托补为主。然痘一病，有表证，有里证，有虚证，有实证，有阴证，有阳证，有热证，亦有寒证，病变无常，顷刻转易，医者当时时消息，方随证转，以应万变。

流　注

案76　九龄小儿患流注，大活络丹愈顽疾

苏州一小儿，甫[1]九龄，颇[2]聪慧，而患流注，肩背腰胁十余处，百端[3]医治无效。余视之曰：此惟大活络丹能愈。服至三十余丸，未破者消，已破者收口。更[4]服补气血之药而愈。盖[5]流注一证，由风寒入膜[6]所致，膜在皮中，旁通四达，初无定处，所以随处作患，此真脉络之病。故古人制大活络丹以治之。其余煎丸[7]，皆非正治[8]。所谓一病有一病之法，药不对证，总难取效也。

【注释】

[1] 甫（fǔ）：方才，刚刚。

[2] 颇：见前案39下注释8。

[3] 百端：多种多样，此处指各种治疗方法。

[4] 更（gèng）：副词，再，又。

[5] 盖：副词，表示推测，相当于"大约""大概"。

[6] 膜：体内皮下组织，具有保护作用。

[7] 煎丸：指汤剂丸散，此处泛指各种方药。

[8] 正治：指逆着疾病证候性质而治的一种治疗原则，故又称"逆治"，此处指正确的、恰当的治疗方法。

【赏析】

人之血气，每日周身流行，自无停息，或因湿痰，或因瘀血，或因风湿，或因伤寒汗后余毒，或因欲后受寒，稽留于肌肉之中，致令气血不行，故名流注。流者流行，注者住也，发无定处，随在可生。初发漫肿无头，皮色不变，凝结日久，微热渐痛，透红一点，方是脓熟，当用针开破。湿痰化成者，脓黏白；瘀血

化成者，脓色金黄；粘水风湿化成者，脓色稀白如豆汁；汗后余邪化成者，脓色或黄、或黑，稀脓臭秽；淫欲受寒化成者，脓色稀白而腥。一般发在肉厚处可愈，发在骨节及骨空处难瘥。《外科真诠》云："流注发无定处，漫肿不红，连接三四处。"《诸病源候论·流注候》云："人体虚受邪气，邪气随血而行，或淫突皮肤，去来击痛，游走无有常所。"此病多因正气不足，邪气壅滞，使经络阻隔，气血凝滞而成。

此案九岁患儿，病流注肩背腰胁发十余处，百般治疗无效，故求治于徐氏。徐氏言此病惟大活络丹能愈，药后未破者消，已破者收口，收效良好，后以益气养血扶正之方善后而愈。徐氏认为，流注一病，乃风寒入膜，阻滞气血，病久入络所致，实乃络病也。治当祛风散寒，除湿化痰，软坚散结，活血通络为要。考大活络丹方，方中人参、白术、茯苓、甘草、当归、赤芍、熟地补气生血培本，扶正祛邪；辅以虎骨、首乌、龟甲、骨碎补以补肝肾，强筋骨，利关节；麻黄、细辛、葛根、肉桂、草乌、附子既散在表之风邪，又逐在里之冷湿；威灵仙、羌活、防风、两头尖、白花蛇、乌梢蛇透骨搜风，通络止痛；乳香、没药、血竭、松脂活血散瘀，舒筋止痛；香附、木香、乌药、青皮、沉香、丁香、藿香、白豆蔻仁理气和中，畅通气血；黄芩、黄连、大黄、贯众清热燥湿，泻火解毒；犀角、玄参清热凉血，解毒定惊；麝香、冰片、安息香芳香开窍，通经达络；天麻、僵蚕、天南星、地龙、全蝎平肝潜阳，化痰熄风；牛黄清心凉肝，豁痰熄风。全方配伍共奏调理气血，祛风除湿，活络止痛，化痰熄风之功，为攻补兼施之剂。大活络丹，名为活络，专为络病邪滞络脉所设，其于通络活络力专效宏。徐氏指出一病有一病治法，药不对证，总难取效，故医者当博涉而知病，屡用以达药。

案77 虚痰流注忌蛮补，内外合治辨邪正

本邑[1]刘近曾夫人，患虚痰流注，色㿠[2]脉虚，发无定处，病极危险，非旦夕[3]可奏功，余辞不能治。郡[4]中一医以百金包[5]好，因留在家治之。闻余有不能治之说，笑曰：我医好后，更请徐君质[6]之，当无言可对耳。月余，刘君之兄

元谷招[7]余诊，近曾出曰：流注之疾，虽向[8]愈而未收口，托在相好，肯一观否？余因视之，肩后疮孔大如钱，内膜干空，与皮不连，气促脉微。诊毕而出，近曾求方，余笑不答，书"危在顷刻"四字。刘不信，少顷[9]内呼，刘父子入，已气绝矣。群执[10]包好之医，欲加以无礼[11]。余晓[12]之曰：此病本不治，非药误也。但不知生死，为无目耳。乃释[13]之。盖流注之证，其类不同，大段皆津液枯而痰流膜内之证，当内外交[14]治，而祛邪补虚，亦另有切病方药，蛮补无益也。

【注释】

[1] 邑（yì）：城市，都城，旧指县。

[2] 眈（huǎng）：指颜色苍白没有光泽。

[3] 旦夕：早晨和晚上，比喻很短的时间内。

[4] 郡：见前案22下注释2。

[5] 包：保证。

[6] 质：问明，辨别，责问。

[7] 招：访求，邀请。

[8] 向：近，临，将近，将要。

[9] 少顷：一会儿，片刻，形容时间很短。

[10] 执：拿，持。

[11] 无礼：不循礼法，没有礼貌，此处指语言或肢体暴力。

[12] 晓：使……明白，使……清楚。

[13] 释：放开，放下。

[14] 交：一齐，同时。

【赏析】

本案患者言虚痰流注，即流注者邪胜正虚也。察其颜色眈白，脉虚无力，而流注发无定处，遍体可见，乃气血亏虚，正气不足，而又邪气亢盛，正虚不能驱邪外出，补虚则易助邪，邪炽病愈进，攻邪又更伤正，攻补两难，是为逆证险证也。保命尚未可知，治疗亦非旦夕之事，故徐氏辞而不治。后郡中一包好之医，自信满满，并讽徐氏无能，经其月余时间医治，后请徐氏复看，其疮孔大如钱，内膜干空，与皮不连，而病者亦气促脉微，生命危在旦夕。后果如徐氏所言，患者病终不治而去。病家悲愤不已，恼羞成怒，欲对包好之医加以非礼，找他麻烦。此时徐氏不但既往不咎，而且还客观详细地解说死者病情，为该医主持公道。由此可以看出，徐氏不仅医术高明，于危证、险证之中能辨生死，且医德高尚，以德报怨，实为医者之典范。徐氏指出，病有可治者，亦有不可治者，可治者医当尽力挽救，不可治者亦不能强而治之；至于流注一证，临床种类繁多，变化各异，轻重有差，难易有别，预后不同；若见津液气血枯竭而痰流膜内，正气大虚而邪无外出之机，则非易治，治当内外合治，竭尽办法，以冀扶正达邪。然必于切病方药中求之，否则补不得法，病亦不治也。

案78　虚痰流注半身枯，内外合治强健愈

嘉善[1]张卓舟，未弱冠，患流注五年，自胁及腰腿，连生七八孔，寒热不食，仅存人形，历年[2]共服人参二三千金[3]，万无生理。父母先亡，只有慈母[4]，其伯悉[5]收其田产文契[6]，专[7]待其毙而取之。其从兄[8]汪千造[9]余家哀恳[10]，余颇怜之，破格[11]往视，半身几成枯骨，此乃虚痰流注。医者不能治其经络之痰，徒[12]费重赏[13]而无一中病者，则药之误，而非病之真无治也。余用大活络丹为主，而外敷拔管生肌之药。医者闻之大笑曰：活络丹辛暴之药，岂可入口？盖彼惟知俗本[14]所载乌头、蚯蚓之活络丹，而不知古方五十余味之大活络丹也。盖流注之痰，全在于络，故非活络丹不效。以后脓稀肉长，管退筋舒，渐能起立，不二年而肌肉丰肥，强健反逾[15]于常。呜呼！不知对病施药，徒事蛮补，举世尽然[16]，枉死者不知其几也。

雄按：大活络丹治虚痰流注，深为合法，而外科不知也。若实痰，则控涎丹最妙。

【注释】

[1] 嘉善：见前案37下注释1。

[2] 历年：指过去的很多年。

[3] 金：古代货币单位，指货币，钱财。

[4] 慈母：古称抚育自己成人的庶母为慈母，庶母指父亲的妾。

[5] 悉：尽，全，都。

[6] 文契（qì）：旧时买卖房地产、借贷双方等所立的契约。

[7] 专：单，只是。

[8] 从兄：同祖伯叔之子年长于己者，即堂兄。

[9] 造：到，去，此处指拜访。

[10] 哀恳：悲苦乞求，悲伤恳切。

[11] 破格：打破既定规格的约束。

[12] 徒：白白地，徒然。

[13] 重赀（zī）：同"重资"，指重金，巨款。

[14] 俗本：世间流行的校刻不精的版本，或民间流传的版本。此处指《太平惠民和剂局方》。

[15] 逾（yú）：见前案 42 下注释 5。

[16] 尽然：见前案 7 下注释 8。

【赏析】

此案患者未及弱冠之年，本是身强体壮之时，不料身患流注五年，病程日久，气血渐耗，正气渐亏，而见寒热不食、人形仅存诸症。时医却不知变法，徒事蛮补，几年来因为用参已花费很多，病却不见好转，几无生理。其父母早亡，孤苦伶仃，仅有慈母，而其伯却想待其归去后，直须坐收渔利，霸占其家产，实为可怜之人。在其从兄的哀求下，徐氏恻隐之心早已奔涌而出，于是破例往视。虽知病重治疗不易，亦愿尽力为之，只求问心无愧。徐氏仔细诊察，见张氏半身已几成枯骨，断为虚痰流注，邪已入络，可惜前医徒费重赀，却无一中病。徐氏言其非病重不治，亦不无药误之过；徒补无效，废人钱财，与杀人无异。后徐氏予活络丹外加敷药，未过两年而愈。徐氏指出，流注一病，多为痰瘀入络，蛮补无益，治宜大活络丹化其经络之痰为上，主张内外合治，方是正法。

另外，灵胎提出医生临床应注意活络丹有大活络丹、小活络丹之不同。案中所言"载乌头、蚯蚓之活络丹",为出自《太平惠民和剂局方》之小活络丹(又名活络丹),方由二乌、地龙、南星、乳香、没药组成。"古方五十余味之大活络丹"出自《圣济总录》,药物组成多达 50 味(方解见前案 76)。两方祛风除邪通络之功相仿,然小活络丹专事攻邪,药力峻猛,宜治疗邪盛而体壮者;大活络丹则邪正兼顾,集祛风、散寒、除湿、清热、行气、活血、通络之品与补气、养血、补肝肾、强筋骨诸药合用,祛风通络除邪而不伤正,益气血补肝肾而不恋邪,加之药味众多,药力稍缓,用于邪实而体虚者。本案为虚痰流注,故宜用大活络丹。用后病情向愈,"脓稀肉长,管退筋舒",从"仅存人形"至"肌肉丰肥,强健反逾于常"。灵胎对此方十分推崇,收入所著之《兰台轨范》卷一"通治方"中,并注云"顽痰恶风,热毒瘀血入于经络,非此方不能透达,凡治肢体大证必备之药也。方书亦有活络丹,只用地龙、乳香等四、五味,此乃治藜藿人实邪之方也"。案后王孟英补充治虚痰流注用大活络丹,实痰流注可用控涎丹,亦属有得之言。

肠　痛

案79　一和二攻三滋养，朱童缩脚肠痈痉

　　长兴[1]朱季舫少子[2]啸虎官[3]，性极聪敏，年九岁，腹痛脚缩，抱膝而卧，背脊突出一疖，昼夜哀号，遍延内外科诊视，或云损证[4]，或云宿食，或云发毒，当刺突出之骨以出脓血。其西席[5]茅岂宿力荐余治，往登其堂，名医满座，岂宿偕[6]余诊视，余曰：此缩脚肠痈也，幸未成脓，四日可消。闻者大笑，时季舫为滦州牧[7]，其夫人孔氏，名族[8]之女，独[9]信余言。余先饮以养血通气之方，并护心丸，痛遂大减，诸医谓偶中耳。明日进消瘀逐毒丸散，谓曰：服此又当微痛，无恐。其夜痛果稍加，诸医闻之哗然[10]，曰：果应我辈之言也。明早又进和营顺气之剂，痛止八九，而脚伸脊平，果四日而能步，诸医以次[11]辞去。中有俞姓者，儒士也，虚心问故。余谓：杂药乱投，气血伤矣。先和其气血，自得稍安，继则攻其所聚之邪，安能无痛？既乃滋养而通利之，则脏腑俱安矣。

【注释】

[1] 长兴：地名，见前案55下注释1。

[2] 少（shǎo）子：一指最小的儿子，也泛指年幼的儿子。

[3] 官：对男子的尊称。

[4] 损证：谓逐渐瘦削的慢性病，多指肺结核。

[5] 西席：古人席次尚右，右为宾师之位，居西而面东，旧时家塾教师或幕友的代称。

[6] 偕（xié）：一同，一起。

[7] 滦州牧：滦州，清代属直隶（京师）省永平府所辖，现隶属于唐山市，位于河北省东北部。牧，官名，治民的人，指州郡长官。

［8］名族：名门望族。

［9］独：单一，只有一个，唯独。

［10］哗然：形容许多人吵吵嚷嚷，表示惊讶。

［11］以次：见前案35下注释9。

【赏析】

此案患儿病腹痛，被迫抱膝而卧缩脚，背脊突出一疖，疼痛难忍，昼夜哀号。群医诊治，有言损证者，而不见久病体弱瘦削汗出；有言宿食者，而不见嗳腐吞酸腹胀便难；有言发毒者，而不见寒热症；且用清热解毒方药治而不效，可见病非如此。岂宿力荐徐氏诊治，断为缩脚肠痈，病未成脓，短期可消。众医听后不信，唯独其母力排众异。病属湿热瘀血下注肠中，气血乖戾，邪结肠中，气血壅滞，发为肠痈，不通则痛。缩脚者，因其腹痛剧烈，抱膝以求其缓故也。徐氏先予养血通气之方，次以消瘀逐毒之法，后进和营顺气之剂，诸症皆平。群医起初笑而不信，见病将愈，皆散退离去。从整个治疗过程观之，徐氏过人之处首先在于疾病的诊断明确，病证当以明辨为先，治疗次之。徐氏在治疗上亦有章有法，先和气血，平其乖戾，再着力攻逐，最后寓攻于补，扶正达邪。疾病的每次治疗过程，都是医者一种思维的旅程，医者，意也，其说盖乎如此。

案中所言之"护心丸"，于灵胎著作中未见，当是外科治疗痈疽，内托护心之药，以防毒气攻心、昏晕迷乱，大致类似于现代之严重皮肤感染合并败血症者。灵胎治疗严重外科疾病，多用之。在当时的医疗条件下能意识到感染的严重并发症，并进行预防，提前用药，实属难得。《伤科补要》中所载护心丸录之可供参考："方由牛黄、血竭、木耳炭、乳香、没药组成，朱砂为衣，共为蜜丸。功能解毒清心，调和血气"。

案80 徐女瘀血痈脓破，内外兼治精神复

南濠徐氏女，经停数月，寒热减食，肌肉消烁，小腹之右，下达环跳，隐痛微肿。医者或作怯弱[1]，或作血痹[2]，俱云不治。余诊其脉，洪数而滑，寒热无

次[3]。谓其父曰：此瘀血为痈，已成脓矣。必自破，破后必有变证，宜急治。与以外科托毒方并丸散，即返山中。越二日，天未明，叩门甚急，启[4]视则徐之戚也。云脓已大溃，而人将脱矣。即登其舟往视，脓出升余，脉微肤冷，阳随阴脱。余不及处方，急以参附二味，煎汤灌之，气渐续而身渐温。然后以补血养气之品，兼托脓长肉之药，内外兼治，两月而漏口方满，精神渐复，月事以时。大凡瘀血久留，必致成痈。产后留瘀，及室女停经，外证极多。而医者俱不能知，至脓成之后，方觅外科施治，而外科又不得其法，以致枉死者，比比然也。

【注释】

[1] 怯弱：指身体虚弱。

[2] 血痹：病名，痹者，闭也，气血不通也，多指因气血不能濡养而周身或局部肌肤麻木，甚则酸痛。

[3] 无次：没有秩序；没有章法。

[4] 启：开，打开。

【赏析】

《金匮要略·疮痈肠痈浸淫病脉证并治》篇云："诸浮数脉，应当发热，而反洒淅恶寒，若有痛处，当发其痈……肠痈者，少腹肿痞，按之即痛如淋，小便自调，时时发热，自汗出，复恶寒，其脉迟紧者，脓未成，可下之，当有血。脉洪数者，脓已成，不可下也，大黄牡丹汤主之。"《医宗金鉴·大小肠痈》云："大小肠痈因湿热，气滞瘀血注肠中。初服大黄行瘀滞，脓成薏苡牡丹平。"此案患者经停数月，寒热纳差，右腹至环跳隐痛微肿，医者有言怯弱者，有言血痹者，俱云不治。待徐氏诊之，切其脉洪数而滑，乃湿热毒瘀热盛也。寒热作，右腹痛，脉滑数，当病肠痈，且脓已成，不可下之。徐氏暂予外科托毒丸散，待其脓溃破后再消息治之。不过两日，果如其言，患者痈脓大溃，病家急请徐氏治之。观其脓出升余，脉微肤冷，断其阳随阴脱。有形之血不能速生，无形之气当所急固。徐氏急予参附煎汤灌之，回阳救逆，温固元气。待其气续身暖后转以益气养血、托脓长肉之药，内外合治，扶正逐邪。两个月后，溃口已敛，精神渐佳，月事至以时下。肠痈一证，病机多为湿热瘀血壅遏肠中，甚则热盛化毒化腐成脓；治疗上有分脓未成与脓已成之别，病初脓未成之时主以大黄荡涤行瘀通滞为主，脓已成主以凉血消痈排脓为要。徐氏主张治疗痈疽疮疡宜内外合治，攻补兼施，疾病不同阶段分别以消、托、补三法辨证施治。徐氏亦指出女科经产瘀血诸病，久则易瘀热化腐成痈生脓，多兼外证，医者当知其要，治宜伏其所主，先其所因。

腿 痈

案 81 腿部大痈兼窦管，内服外敷数月安

横泾[1]钱某之女，素有痞块[2]，从腹入少腹，又从少腹入环跳之下，大腿外臁[3]，变成大痈[4]，脓水淋漓[5]成管，管中有饭粒流出，真不可解，日渐狼狈[6]，诸医束手。其父泣[7]而告余曰：寒俭[8]之家，服人参已费百金，而毫无效验，惟有立[9]而视其死耳。余曰：人参不可长继，祛脓填漏，外科自有正方也。乃为合治漏之药，内服外敷，所服末药，亦有从疮口流出者，继乃渐少，胃气亦开，肌肉内生，数月之后，痂结筋舒。此前从未生育，期年[10]怀孕生子。凡治病各有对证方药，非可以泛治之方，图[11]侥幸[12]也。

【注释】

[1] 横泾：地名。在今苏州市吴中区。

[2] 痞块：指体内皮下可以摸到的硬块。

[3] 臁：小腿之意。此处"臁"通"廉"，指边、侧。

[4] 痈：病名，指一种毒疮，红肿热痛，浅而高大，未脓易消，已脓易溃易敛。

[5] 淋漓：形容湿淋淋往下流滴的样子。

[6] 狼狈：形容困苦衰弱的样子。

[7] 泣：指小声哭。

[8] 寒俭：指贫寒节俭。

[9] 立：站立，站着，此处指毫无办法。

[10] 期（jī）年：亦作"朞年"，一年。

[11] 图：图谋，谋取。

[12] 侥幸：由于偶然因素而获得成功。

【赏析】

此案患者素有痞块，日久气血壅滞，化生瘀热，从腹至股发为腿痈，脓水淋漓，腐成窦管。群医无策，患者亦日渐衰惫。本是贫寒之家，钱财不多，蛮事滋补，枉服人参已费百金而毫无效验。家人只能束手眼睁睁地看着病人慢慢死去。徐氏治疗外科病证，反对蛮用滋补，补而不对，于病无益，反穷其家产，无异杀人夺命耳。徐氏观之，瘘道已成，治当祛脓填漏，内外合治，病势渐缓。往后细细调治，患者肌肉内生，痂结筋舒，病告痊愈，期年而怀孕生子。窦道瘘管，乃是筋肉腐败所形成，耗气伤血，治宜托补为法，排脓生肌敛疮以收口。脾胃为气血生化之源，后天之本，得胃气则生，失胃气则死，扶正不得败土。徐氏在治疗过程中，时时顾护胃气，胃气旺，饮食得进，气血得滋，正气渐复，方能脓去疮收。徐氏反复强调，一病有一病治法，一病有一病对证方药，医者当群学博览，而不可浪投泛治之方以图侥幸也。

臂 疽

案82　周子臂疽几待毙，内托外敷痂结愈

长兴周某之子，臂生疽[1]，经年[2]脓水不干，变为多骨。所食米粒，间有从疽中出者，奄奄待毙。余为内托外敷，所服末药，亦从疮口出，继而脓渐减少，所出碎骨，皆脓结成，出尽之后，肌肉日长，口收痂结而愈。

【注释】

[1] 疽：病名，指一种毒疮，漫肿无头，肤色不变，边界不清，无热少痛，未脓难消，已脓难溃。

[2] 经年：经过一年或若干年。

【赏析】

《医宗金鉴·痈疽总论》云："痈疽原是火毒生，经络阻隔气血凝。"《素问·至真要大论》云："诸痛痒疮，皆属于心。"痈疽多因荣卫不足，气血凝结，经络阻隔而生。其因有三：外因、内因、不内外因。外因者，六淫八风外感；内因者，七情六欲内伤；不内外因者，饮食起居致病也。其中病发于筋骨间者，名疽，属阴。外科治疗痈疽疮疡者，不外三法：消、托、补。亦有内外、虚实、阴阳、顺逆之别。凡疮肿已成，不能突起，亦难溃脓，或坚肿不赤而痛，或不痛，脓少清稀，疮口不合，皆气血虚也。治宜大补气血，调和荣卫，行其郁滞，以候脓出肿消，腐肉尽去，气血充足，新肉自然生也，此乃内托之治法。此案患者病臂疽年久脓水不干，且病进波及多骨，气血大亏，正气不复，奄奄待毙。徐氏予以内托之法，合以外敷，内外并进，脓渐减少，肌肉日长，口收痂结而愈，足见徐氏治病疗疾之能，贵在理法切病，方能药到病除。

项 疽

案 83　朱氏项疽肿滋甚，妙用围药束根盘

　　郡中朱姓患项疽，大痛彻心[1]，时时出血。延医施治，漫肿滋[2]甚，神思昏迷，束手待毙，延余视。急用围药[3]裹住根盘[4]，敷以止血散，饮以护心丸，痛缓血止，神安得寝。明日前医来，告以故[5]。医谓：同一金黄散，我用无效，彼用神验，此命运不同，非药异也。彼盖不知围药每病各殊[6]耳。疮口已定，乃大托其脓，兼以消痰开胃之品，饮食渐进，坐卧皆安，两月而愈。凡治痈疽之法，在视其人之肥瘠[7]，瘦弱之躯，尤忌见血。疮口若大，则肌肉难生，所以最重[8]围药。其方甚多，不可不广求而预备也。

【注释】

[1] 大痛彻心：指疼痛透到心里，表示程度极深，情况严重。

[2] 滋：指滋长，此处指扩散，蔓延。

[3] 围药：指外科用涂敷疔疽周围以截断其向外扩散之药剂。

[4] 根盘：肿疡基底部周围之坚硬区，边缘清楚。

[5] 故：缘故，原因。

[6] 殊：不同，差异。

[7] 瘠（jí）：同"瘦"，与"肥"相对。

[8] 重（zhòng）：重视，看重。

【赏析】

　　项疽，又名脑疽，入项后发际而得名。此病发于督脉所行之处，督脉总督一身之阳，为阳脉之海。故本病阳实之证居多，易脓、易腐、易敛，多为顺证。但临床上亦不尽然，根据患者体质强弱和感邪轻重而有不同。如明·陈实功《外科

正宗·脑疽》言："得于湿热交蒸，从外感者轻；五脏蕴结，从内发者重。"一般体质虚弱，脏腑空虚，气血不足，真阴受损之人受邪后发病较重。此案项疽漫肿滋甚，时时出血，以致神思昏迷，群医束手，即属此类。后请徐氏诊治，急用外科围药裹其根盘，不使外延，辅以止血散剂外敷以止血，更服以护心丸护心解毒，而痛减血止，病退转缓。待其疮口已定，后以内托排脓、消痰开胃之品善后而愈。其所言之"金黄散"为外科经典箍围药物，出自《医宗金鉴》，方中大黄、黄柏、姜黄清热解毒；天花粉、白芷、南星、陈皮、苍术、厚朴、甘草化痰核通经络，适用于一切疮疡初期阳证者。用以箍集围聚、收束疮毒，能促其消散。若毒已结聚，可使其缩小，趋于局限，也可截其余毒。徐氏指出至于痈疽一病，瘦弱之躯，尤忌见血。瘦人多虚火，痈疽又以阳证为多，其精血本不充盛，故言血证尤为禁忌。围药是外科专门用来截断疔疽向周围扩散的药剂，如《医学源流论·围药论》云："凡毒之所最忌者，散大而顶不高……惟围药能截之，使不并合，则周身之火毒不至矣，其已聚之毒不能透出皮肤，势必四布为害，惟围药能束之，使不散漫。"其治疗外科重视围药的学术思想，对后世很多医家影响甚大。如民国名医张锡纯在《医学衷中参西录》中言："徐灵胎治疮最重围药。以围药束住疮根，不使毒势散漫，不能阻隔周身之热力，不贯注于疮，则疮必易愈。愚治此疮所用束根之药，实师徐氏之意也。"

　　另外，灵胎提出"围药每病各殊"，不同疾病运用围药方法不同；治疗外科疾病亦不可徒恃外治，当内外相合。本病正虚邪实，伴出血，已至神昏待毙，不可单用金黄散之类围药，故"敷以止血散，饮以护心丸"，内外合治，配合止血散止血，护心丸解毒清心、调和气血；待疮口好转后再配合调理脾胃，故收良效。

案84　沈氏项疽血不止，内外合治口乃合

　　同学沈自求，丧子，忧愁郁结，疽发于项，调治无效。项三倍[1]，疮口环[2]颈长尺余，阔[3]三寸，惟近咽喉处二寸未连，而枕骨[4]直下之筋未断，血流不止。余辞不治，坚恳不已。先进护心丸二粒，令毒不内攻。又敷止血散止其血，外用

围药厚涂束[5]其根，更以珠黄[6]等药，时时敷疮口上，其膏药长一尺三寸，再以黄芪四两煎汤，煎药服之。势定而饮食稍进，数日血止脓成，肌与腐肉，方有界限。疮口太大，皮肉不能合，以生肌等药，并参末厚涂而封之，月余口乃合。病家欲备人参斤许以待用，余曰：无庸[7]也。诸痛痒疮，皆属于火；脓流肉腐，皆伤于阴。凡属外证，总以清火养阴为主，而加开胃健脾之药，人参止用钱许，数剂即止。此从古一定[8]之法。其用温补，乃后世讹传[9]之术，无不阴受其害。余凡治大证，无不神效，时人多不之信也。

【注释】

[1] 项三倍：指项部肿大是原来的3倍。

[2] 环：环绕，围绕，包围。

[3] 阔：指宽度。

[4] 枕骨：指人体部位，头颅骨的后部分。

[5] 束：约束，此处指不使其蔓延扩散。

[6] 珠黄：指珍珠、牛黄等清热解毒、祛腐生肌药。

[7] 无庸：无须，不必；没有用处。

[8] 一定：指固定不变。

[9] 讹传（é chuán）：错误的传说。

【赏析】

《医宗金鉴·痈疽总论》云："外因六淫八风感，内因六欲共七情。"内因者，或起于耳听淫声，或眼观邪色，或鼻闻过臭，或舌贪滋味，或心思过度，或意念妄生，皆损人神气，此六欲为病，皆属内因。又有过喜伤心，过怒伤肝，过思伤脾，过悲伤肺，过恐伤肾，忧久则气结，卒惊则气乱，此七情为病，亦属内因。此案患者因丧子忧愁郁结，气血凝滞，阻隔于项，日久瘀热化毒外发而病项疽，经他医久治无效。在其坚恳之下，徐氏不忍推辞。观其疽环颈长一尺有余，宽三寸，血流不止，其病严重如此。徐氏姑且暂予护心丸解毒护心，使邪毒不致内攻。《素问·灵兰秘典论》云："心者，君主之官……主明则下安，主不明则十二官危。"次予止血散外敷止其血，因痈疽不宜见血证也。再用围药束其根，更加珍珠、牛黄等外敷，以清热解毒、祛腐生肌。珍珠甘寒清解，善清热解毒、生肌敛疮；牛黄苦凉清泄，善清热解毒、化痰定惊。两药相伍，相得益彰，共奏清热解毒、祛腐生肌之效，善治热毒内蕴所致的痈疽溃疡久不收敛。同时重用四两黄芪煎汤托补以生肌排脓。徐氏指出"诸痛痒疮，皆属于心"，心为火脏，皆属于火，正是"痈疽原是火毒生"之意也。筋肉腐败，气血流失，脓流肉腐，皆伤于阴；故凡治外证，总以清火养阴为主而加开胃健脾之药，蛮用人参温补其阴更受其害，药不对证，言不治者，不知是其药误也。

案85　项疽疮口围药束，清凉养血兼托毒

苏州章倚文夫人，体质本弱，平时饮食绝[1]少，忽患项毒，平漫不肿，痛辄[2]应[3]心。医者谓大虚之证，投以峻补，毒伏神昏，奄奄一息，延余视之。余曰：毒无补理。疮口不高，则以围药束之，饮以清凉养血之品，托毒于外，兼服护心丸，痛定而疮根渐收。余暂归，转托一医代治。医者强作解事[4]，曰围药不过金黄散之类，无益[5]也，去之。用药亦意为改易[6]，以炫己能。疮遂散大，血出不止，痛复甚而神疲。余再至大骇，询之，乃知其故。医者乃不复生议论，于是仍用前法，脓成食进，而后得安。盖外科病不治者绝少，皆由医之不得其道，所以动手辄误，病变日增，而药无一验，即束手无策矣。

【注释】

[1] 绝：非常，十分。

[2] 辄（zhé）：表示后面的行为是在前一行为之后紧接着发生的，指"于是""就"。

[3] 应（yìng）：牵涉，牵扯。

[4] 解（jiě）事：形容精明能干，通晓事理。

[5] 益：好处，用处。

[6] 改易：改变，变化。

【赏析】

本案患者平素饮食不多，体质本弱，忽病项毒，平漫不肿，疼痛难忍，是为项疽。虑其体虚，因人制宜，医者谓之大虚之证，辨之似无差错，然而补剂下咽，患者却神思昏迷，奄奄一息，邪毒为补剂遏伏于内也。徐氏指出毒无补理，医者不知疽多发于筋肉骨间，由内发外，治疗以托邪外出为要，禁忌蛮补壅遏，故言毒无补理。至于疽证，徐氏喜用围药先束其根盘，不使邪毒外延扩散而为害也。再以清凉养血之品托毒外出，贯其一向外证宜清火养阴之旨要也，治疗后得其小效。后徐氏因事暂归，托他医代治，不料其强作解事，小视围药而去之，用药亦按己意为之，遂致疮毒散大，出血不止，疼痛复作，病情加重。后徐氏仍用前法续治，病终告愈。徐氏指出外科病言不治者实属不多，多因医者不得其治病要领，非病不治，而法不对，一误再误，以致病进日增，若不得应验方药，则束手待毙也。

对　口

案 86　对口误用插药昏，围药清凉加和胃

白龙桥[1]吴时臣，年七十余矣，患对口[2]，痛欲绝。余视其外无围药，疮内反有插药[3]五条，乃三品一条枪[4]，此古方蚀顽肉[5]之恶药，而近日医者，误以为必用之品，所以痛极昏迷。余悉拔去，掺以珠黄解毒散，其痛立[6]除而神安。复用围药裹住其根，使疮头高而脓易出。或谓七旬之人，精力已衰，宜用温补。余曰：外证俱属火，苟非现证虚寒，从无用热药之理。进清凉开胃之剂，胃气开则肌肉自生，调养月余而愈，精神较胜前矣。

【注释】

[1] 白龙桥：地名，今江苏省苏州市吴江区一带。

[2] 对口：即对口疽，又名脑疽、项疽，发于项后发际正中与口相对，故名。

[3] 插药：指外科将具有排腐生肌的药膏制作成药条，应用时常插入瘘管的盲端起引流作用。

[4] 三品一条枪：民间偏方，出自《外科正宗》，由明矾、砒石、雄黄、乳香四味药物组成，功能拔毒引流，蚀腐化管。三品，指方中有明矾、砒石、雄黄三种主要药物，乳香有调糊作用。一条枪，指该方的使用方法是将药搓成药条，像枪一样插进疮孔之内以祛除腐肉。

[5] 顽肉：坏死硬化的皮肉。

[6] 立：立刻，马上。

【赏析】

此案患者老翁，年过七十，而患项疽，疼痛欲绝。徐氏观之外无围药，根盘未束，而反有插药五条，乃是三品一条枪。考其三品一条枪，由明矾、砒石、雄

黄、乳香四味药物组成，先将矾、砒锻红，再研成细末，加雄黄、乳香二味，调搓成药条，阴干后外用。适用于痔疮、肛瘘、瘿瘤、疔疮、发背、脑疽等证。用时插进疮孔之内，从而达到祛除腐肉，治愈瘘管的作用。此方专为腐蚀顽肉所设，时医误为必用之品，不知此案患者高龄之体，不耐如此峻猛毒药，非所适宜。于是徐氏悉数拔去，先予珠黄解毒散解毒化腐，消肿止痛，继以围药束之。徐氏治疗疽病外证，每每围药先行，断其扩散之势，先平周乱，再治本灶。徐氏认为诸痛痒疮皆属于心，心属火，故言外证火邪为多，治宜清火养阴为要，不宜温补，治当时时消息。然亦不可死守刻板，不知变通，若遇虚寒，当用热药亦可用之，但总以清热散火为大的治疗原则。此案最后徐氏予清凉开胃之剂调养月余而愈。

案 87　阴毒对口项漫肿，和营通气为正治

平湖徐抡斋，阴毒对口，颈项漫肿而色紫，有头如痘者百余，神烦志乱，医者束手，就治于余。余曰：此乃阴毒，兼似有祟[1]。其家为述：患病之后，鬼声绕屋，鬼火不断。余曰：且敷药试之，色稍鲜，肿亦稍消。明晨视之，色转淡红，其如痘者，俱出微脓而低软，中聚一头，亦不甚大，势已消其十之三，神亦渐清，而思饮食。病虽属阴，亦不可用热药以增邪火，惟和血通气，使营卫充盈，使血中一点真阳诱出。则阴邪自退。若用热补，则反助毒火，而生机益[2]绝。故治外科之阴证，非若伤寒之阴证，为外感之寒邪，可专用桂附以驱之也。今之号[3]外科者，惟拾内科之绪论[4]，以为热可御寒，则贻害[5]不小矣。

【注释】

[1] 祟（suì）：见前案 16 下注释 2。

[2] 益：更加，愈加。

[3] 号（hào）：号称，称作。

[4] 绪论：指书籍或论文开头说明主旨和内容的部分，此处指不全面、不深入的内容。

[5] 贻（yí）害：留下祸害，使受损害。

【赏析】

痈疽原是火毒生，外证多以火热毒证为主，然亦有因人而异也。表里虚实寒热，皆分阴阳。《医宗金鉴·痈疽阴证》云："阴证初起如粟大，不红不肿疙瘩僵，木硬不痛不焮热，疮根平大黯无光……须知此属纯阴证，虽有岐黄命不长。"凡痈疽初起，如粟米大之疙瘩，不红不肿，不焮热，木硬不痛，疮根散漫，色黯无光者，此皆属阴之证，不易溃腐，溃后亦难愈也。此案患者病对口，颈项漫肿而色黯，徐氏断为阴毒，暂予敷药试治。其色稍鲜，肿亦稍消，病势见缓，后以和血通气，调营和卫之方善后而愈。然病阴证当以温热治之，是其常法。徐氏指出外证多属火邪，病虽阴寒，当用温热亦不可过用，恐其不慎过用热药反增邪火，只须畅通气血，调和营卫，使其郁阳外透，则阴邪自散。徐氏亦指出外证之阴寒与伤寒之外感寒邪有本质不同，二者不可混淆，临证不可动辄见阴以阳，见寒以热。痈疽阴证本是火邪内伏或从体寒化，火为本，寒为标，火在里，寒在皮肉筋骨之间，治宜透阳达外；而伤寒之寒邪外感，是其由外入里闭表也，治宜温散即可。内科外证，病机有异，治当不同也。

发 背

案 88　吴氏发背病凶险，外束内托命方生

洞庭吴姓，从徐州经纪[1]返棹[2]，背起粟粒，深紫色而痛应心，周围肌肉皆不仁[3]，知非轻证，未至家而就余治。余辞不能，再三恳求，姑用围药束之。稍定，病者谓：我尚未到家，当归处分[4]家事，求借一廛[5]，如果不治，死无余憾。归二日而复来，其疮不甚大，顶微高而坚黑，当用刀挑破，方可上药。以洋刀[6]点之，洋刀坚利非凡，竟不能入，用力挑之，刀头折，乃用金针四面刺之，以泄毒气。内托外敷，其方屡变，然后脓从四旁出，顽盖自落，约深半寸，脊骨隐露，其尖亦腐去。急以生肌散填补之，内服峻补之剂，两月而肉满皮完。此九死一生之证，不早为外束内托，则焦骨攻脏[7]，无生理矣。

【注释】

[1] 经纪（jì）：指经营买卖，做生意。

[2] 返棹（zhào）：亦作"返櫂"（zhào），乘船返回，泛指还归。

[3] 不仁：指肌肤肢体麻木，不灵便。

[4] 处分：处理，处置。

[5] 廛（chán）：城市中平民所居的房舍。求借一廛，此指暂时回家。

[6] 洋刀：外国刀。

[7] 焦骨攻脏：销铄骨骼，内攻脏腑。焦，干枯，此为销铄。

【赏析】

"痈之大者名发"，即发的病变范围较痈为大。故一般把来势迅猛而病变范围大于痈的外疡称之为"发"。《外科精义》云："夫五发者谓疽发于脑、背、肩、髀、髌是也。"其特点是在皮肤疏松的部位突然红肿蔓延成片，灼热疼痛，红肿以中心

最为明显，而四周较淡，边缘不清。有的短期内皮肤湿烂，随即变成褐色腐溃，或中软而不溃，伴有明显的全身症状。《医宗金鉴》指出，发背初起治法，"不论虚实，即宜隔蒜艾灸，灸之不应，则就患顶当肉灸之，至知痛为效，以大化小，移深居浅，灸后用针当疮顶点破一孔，随用拔法，务使毒气内外疏通，庶不致内攻"。如有表里证，随证治之，"脓将成，必行托里，如溃破腐肉不去，外贴巴膏以化之。其余治法，俱按痈疽肿疡、溃疡门。无论老少，总以高肿红活、焮痛者为顺；若漫肿塌陷、焦枯紫黑者为逆"。此案患者病发背，徐氏先用外治，以围药束其根盘，防其扩散；用金针四面围刺，以泄毒气，不致内攻脏腑。配合内服法，内托外敷，交相合治，脓出盖落。其疮以坚利的洋刀而不能入，可见邪毒聚结之甚。至邪毒出、疮盖落时果见"约深半寸，脊骨隐露，其尖亦腐"，此证病深及骨，非短时可为，故以滋养气血，生肌敛疮药内外合治，调养善后两月而愈。发背一证，病变范围广，病情进展快，严重程度高，若治疗不当，待其火毒内攻，蚀骨内侵脏腑，邪毒深入，则救之难矣。

案89　外敷束根疮头平，托毒清火脓口敛

周庄陆姓，疽发背，周径[1]尺余，一背尽肿，头以百计，毒气内攻，沉闷昏迷。医者以[2]平塌无头，用桂附托之。余曰：此疮止宜收小，若欲加高，则根盘如此之大，而更加高，则背驮[3]栲栳[4]矣。此乃火毒，用热药必死。乃以束根提毒之药敷之，一夕而疮头俱平，皮肤亦润，止有大头如杯，高起于大椎骨之下，大三寸许，尚不思饮食，惟求食西瓜，医吓[5]以入口即死。余令纵[6]其所食，一日之内，连吃大西瓜两个。明日知饥，欲求肉饭，食肉四两，饭半碗，明日更加。始终用托毒清火之剂，而脓成口敛。余嘱曰：此疽初起盈背，背中脂膜皆空，非填补里膜，必有他变。有庸医[7]献媚[8]曰：病已全愈，为此说者，图厚谢[9]也，我力能保之。病家利[10]其省费，从[11]之。至来年二月，忽旧疮中一细眼流血不止，放血斗余，两日而卒。盖其前一背尽肿，其中之脂膜俱化成脓，从大口出尽。庸医安知治法，贪利误人。富贵之家，往往最信此等人，可不省察[12]耶。

【注释】

[1] 周径：指律孔圆周与直径的比值，此处指直径。

[2] 以：认为。

[3] 驮（tuó）：指用背部负载东西。

[4] 栲栳（kǎo lǎo）：指形状像斗的容器。

[5] 吓（hè）：恐吓，使害怕。

[6] 纵：放纵，放任。

[7] 庸医：指医术不高明的医生。

[8] 献媚：为讨好别人而做出使人欢心的姿态、举动。

[9] 厚谢：重重地感谢，此处指以较多的钱财答谢。

[10] 利：意动用法，以……为利。

[11] 从（cóng）：听从，顺从。

[12] 省（xǐng）察：审察，仔细考察。

【赏析】

此案患者病疽发背，周径尺余，全背尽肿，可见病变范围之大；以致沉闷昏迷，可知病之严重程度几何。医者认为其发平塌无头顶起，断为阴证，欲用桂附温热之类托之。殊不知痈疽阴阳二证，全在其色泽质地根盘上辨之，非其平塌无头即是阴证。凡痈疽初起，焮热赤痛根束者，晕不散也；盘清者，不漫肿也；或肿如弓者，高肿也，皆属阳证，与此相反者即为阴证，然亦有半阴半阳证也。徐氏认为外证多为火毒为盛，治宜总以清火养阴为要，反对蛮补与温热误治。于是先予围药束其根盘，病情稍缓。后患者求食西瓜，他医认为其乃寒凉之品，吓其入口即死。胃以喜为补，胃气存则欲食。外证当治以清凉，西瓜乃甘凉多汁之品，被誉为天然白虎汤，可清热生津养阴，除烦止渴，正恰病机。徐氏令其纵食，一日之内，连吃大西瓜两个。药中病机，胃气渐复，徐氏始终治以托毒清火之法，最终脓成口敛。徐氏指出其背部脂膜因疽成脓而尽出，治宜填补里膜，通调气血，化腐生新，以防他变。庸医不知治法，为图厚谢，言病已痊愈，然病家为省药费轻信而弃治。不料次年病发，两日即死，果如徐言。庸医误人，与杀人无异，病者求医，亦不可不详省细察也。

对心发

案90　审因论治对心发，活法圆通化险情

郡中唐廷发，偶过余寓[1]，时方[2]暑，谓背上昨晚起一小瘰[3]，搔之甚痒，先生肯一看否。余视之，骇曰：此对心发[4]也。唐不甚信[5]，曰：姑与我药。余曰：君未信余言，一服药而毒大发，反疑[6]我误[7]君矣。含笑而去，明日已大如酒杯而痛甚，乃求医治。余曰：此非朝夕换方不可。我不能久留郡寓，奈何？因就医余家，旦暮[8]易法，其中变迁不一，卒至收口。其收口前十日，忽头痛身热，神昏谵语，疮口黑陷，六脉参差[9]。余适出门两日，归而大骇，疑为疮证变重，几无可药。细询其仆，乃贪凉当[10]风而卧，疮口对风，膏药又落，风贯疮中，即所谓破伤风也。乃从外感治法，随用风药得汗而解，身凉神清，疮口复起，仍前治法而瘥。若不审其故，又不明破伤风治法，则必无效，惟有相视莫解而已。

【注释】

[1] 寓：见前案22下注释1。

[2] 方：介词，当下，正在。

[3] 瘰（luǒ）：指硬块。

[4] 对心发：指疮发于背，正对于心，故名。

[5] 信：见前案4下注释3。

[6] 疑：怀疑，猜忌。

[7] 误：耽误，贻误，坑害。

[8] 旦暮：旦即日出的时候，暮即日落时分，指早晚，比喻短时间内。

[9] 参差（cēn cī）：不一，不整齐。

[10] 当：对着，面对。

【赏析】

此案患者病发正值暑天，背起小瘰，搔之甚痒，遂请徐氏观之，徐氏言为对心发。发背有三：上、中、下也，俱属督脉，皆由火毒而成。上发背乃火毒伤肺，生天柱骨下，其形横广如肚，又名脾肚发；下发背乃火毒伤肾，生于腰中，其形平漫如龟，又名对脐发；中发背乃火毒伤肝，生于背心，其形中阔，两头有尖如瓜，又名对心发。次日患者背部小瘰变大且痛，始信徐言，求其诊治。此病非轻，治疗不易，且变证诸多，需要不时易法变方，时时消息为宜，于是患者就诊于徐家。

另外，本案亦说明了问诊的重要性，当病情有变时，医者当详问其所因，治疗方可有的放矢。如案中患者收口之前，贪凉当风而卧，疮口对风，风贯疮中，而忽现头痛身热，神昏谵语，疮口黑陷，六脉参差。恰逢徐氏外出归来，大为惊讶，初疑疮证变重，几乎不治，细询其仆，乃知其因。时值疮口未敛，皮肉破损，风邪乘虚而入，发为破伤风。在表者宜汗，乃从外感治法，遂用风药汗解而愈，后继用前法以至收口。此案病中有他病兼夹，若非明审其故，治当误也。临证望闻问切四诊，不可偏废，审证求因，以伏其所主。

肺　痈

案91　钱君肺痈数法痊，额疽疑医坏证卒

苏州钱君复庵，咳血不止，诸医以血证治之，病益剧。余往诊，见其吐血满地，细审之，中似有脓而腥臭者，余曰：此肺痈也，脓已成矣。《金匮》云：脓成则死，然有生者。余遂多方治之，钱亦始终相信，一月而愈。盖余平日因此证甚多，集唐人以来治肺痈之法，用甘凉之药以清其火，滋润之药以养其血，滑降之药以祛其痰，芳香之药以通其气，更以珠黄之药解其毒，金石之药填其空，兼数法而行之，屡试必效。今治钱君亦兼此数法而痊，强健逾旧。几[1]二十年，至乾隆三年，家业日隆，因迁居大造[2]，途中相值[3]，邀余视其新居，坐谈良久，辞出，见其右额有豆大黑点，问之，钱对曰：昨此处生一瘰，颇痒，无他苦也。余谛[4]审之曰：此毒发于内，治之失宜，可以伤命，非轻疾也。钱笑而腹非[5]之。余曰：本当为君竭力，但君未信，若一用药而毒大发，则反以为病由药作，故不敢。但多年相好，不可不尽言[6]，如五六日病势增重，当来相闻，勿为人误。越五日，遣人邀余山中，往则见其额肿目闭，哀号竟夕[7]，方悔信余之不早，细视皮中有物，乃三品一条枪也。拔去五条。嗟乎！此乃腐烂死肌之恶药，好肉用上，其痛应心，况额上皮内即骨，横插皮中，所以痛极。余既不能久留，又坏证难治，力辞归山。易以他医，面目俱腐而卒。嗟乎！前何相信之深，后何不信之至，岂非命乎！

【注释】

[1] 几（jī）：近，接近，大约。

[2] 大造：指成就大功业。

[3] 值：遇到。

［4］谛：细察，注意。

［5］腹非：同"腹诽"，指嘴里不说，心里认为不对。

［6］尽言：犹直言，谓畅所欲言，毫无保留，把话都说完说透彻。

［7］竟夕：通宵，彻夜，整夜。

【赏析】

《金匮要略·肺痿肺痈咳嗽上气病脉证治》篇云："若口中辟辟燥，咳即胸中隐隐痛，脉反滑数，此为肺痈，咳唾脓血……数实者为肺痈……寸口脉微而数，微则为风，数则为热……热之所过，血为之凝滞，蓄结痈脓，吐如米粥。始萌可救，脓成则死。"肺痈者系肺脏蓄热，复伤风邪，郁久成痈，以致胸痛，振寒脉数，状类伤寒，咳唾脓血也。治之者，当据证时时消息。此案患者咳血不止，医者皆以血证治之，徐氏细审其证，始察其血中有脓而腥臭，断为肺痈，遂从肺痈治之，一月而愈，而不致庸医误人。审证辨证，当宜审慎细求，不可马虎大意。徐氏指出治肺痈之法，宜用甘凉清其肺火，滋润养其血络，滑降祛其痰邪，芳香通其肺气，或合以珠黄、金石等药以解毒填空，诸法并施，多能取效。

二十年后，徐氏途中恰逢病家，交谈之际，见其右额有豆大黑点，伴瘙痒。额上为面部之上庭，主上焦心肺及头面，色黑属肾为劳主痛，痒主风，此为余毒未尽，深伏体内。因劳（迁居操劳）伤正，挟外感风热上行，热毒外发于皮肤，上攻于头面，发为额疽。因病邪久伏，深入脏腑，一旦发作，病多深重，故灵胎言其乃内毒外发，并非小疾，失治则有性命之忧。徐氏竭力尽言，然病家笑而不信，后病势增重，又加他医失治而误用恶药三品一条枪。额上仅有皮骨，而用此峻猛毒药，内伤骨质，待五日后灵胎来诊，已成坏证，故辞去。转治他医，终不能挽其性命而死。医者知其病理，而患者不晓，每多因病所苦而求治者多，病初症不显而往往轻视不治，此乃病家之通病也。无奈待其病剧时每多险证难愈，加之若失逢明医则只有冀其天命也，悲哉！哀哉！病者之不幸，亦医者之不幸也。患者在灵胎前有救命之恩，后有提前警示的情况下，仍为庸医所误，尤为可惜。

乳 疖

案 92　乳疖下注医不治，奇思妙法百日愈

东洞庭刘某夫人，患乳疖[1]，医者既不能消散成功，之后又用刀向乳头上寸余出毒，疮口向上，脓反下注，乳囊皆腐，寒热不食，将成乳劳[2]，内外二科聚议无定，群以为不治矣。延余诊之，曰：此非恶证，治不如法耳。尚可愈也，但须百日耳。其家戚族[3]皆少年喜事[4]，闻余言欲塞群医之口，向病家曰：我辈公恳先生留山中百日，必求收功而后已。如欲归家，备快舟以迎送。余初不允，继勉承[5]之，多方治之，至九十日而未见功。盖病者柔弱畏痛，既不敢于乳下别出一头，而脓水从上注下，颇难出尽，故有传囊[6]之患。忽生一法，用药袋一个，放乳头之下，用帛束缚之，使脓不能下注；外以热茶壶熨之，使药气乘热入内；又服生肌托脓之丸散，于是脓从上泛，厚而且多，七日而脓尽生肌，果百日而全愈。后以此法治他证，无不神效。可知医之为术，全赖心思转变，刻舟求剑[7]，终无一验也。

【注释】

[1] 疖（jiē）：一种局限性皮肤和皮下组织化脓性炎症，俗称"疖子"。特点是浅表局限，形小而圆，红肿热痛不甚，易溃易敛，反复发作。

[2] 乳劳：同"乳痨"，以乳房结块如梅李，不痛，边界不清，皮肉相连，肿块化脓溃后脓出稀薄，疮口不易收敛，病程缓慢为主要表现的一种结核性疾病。

[3] 戚族：亲族，外戚。

[4] 喜事：好事，喜欢多事。

[5] 承：答应，顺从。

[6] 传囊：指乳痈溃后的一种并发症，多因失治误治或乳房下垂，脓腔在下，

溃口在上，引流不畅，脓液积聚而成，常脓液淋漓不尽，疮口久不愈合，而成瘘管窦道。

[7] 刻舟求剑：比喻不懂事物已发展变化而仍静止地看问题。出自《吕氏春秋·察今》："楚人有涉江者，其剑自舟中坠于水，遽契其舟曰：'是吾剑之所从坠。'舟止，从其所契者入水求之。舟已行矣，而剑不行，求剑若此，不亦惑乎？"

【赏析】

乳头属肝，乳房属胃，经脉所过，主治所及，乳疾终不离肝胃二经。本案乳疬多由肝气郁结，胃热壅滞而发。治宜疏肝理气，清胃泻火解毒。至于外敷贴药，俱按痈疽肿疡、溃疡门即可。若脓成宜切开引流，切口位置宜应尽量选择较脓肿稍低的位置，在乳部切开方向宜呈放射形，与乳络平行。然此案患者前医在乳头上方切排致使疮口向上，脓反下注，乳囊皆腐，将成乳劳。乳房部位切排目的是引流脓液，水往低处流，是故疮口应朝下，脓即尽能流出而不瘀堵。今疮口反上，是为坏证，是乃前医误治也。群医聚议不定，皆言不治，徐氏观之，断其并非不治，只是治不得法所致，然亦非易事，治疗尚需时日。在病家戚族恳求下遂留而治之。然病者柔弱怕疼，徐氏于乳下别出一头而不得，徒观脓水从上注下，不能尽出，将有传囊之变。眼看百日之期将至，又不能失言失信于病家。

徐氏灵机一动，因疮口在上，脓不得下出，使脓上出则病愈有望也，遂予乳下药袋束之，外以热壶熏烫，合以生肌托脓丸散内服，脓终得上泛，其病果百日痊愈。此即外治法中之垫棉法，即用棉花或纱布折叠成块，以衬垫疮部的一种辅助治法。这主要是借着加压的力量，使溃疡的脓液不致下坠而潴留，或是过大的溃疡空腔皮肤与新肉得以粘合，而达到愈合的目的。《外科正宗·痈疽内肉不合法第一百四十九》中就曾提到："痈疽对口大疮，内外腐肉已尽，结痂时内肉不粘连者，用软棉帛七八层放疮上，以绢扎紧，将患处睡实数次，内外之肉自然粘连一片，如生成之肉矣"。徐氏此案说明不同的病况，应采取不同部位的垫棉加压，才能获得预期的效果。医之为术，不能刻舟求剑，当灵活应变，活法圆通，方能应对临床万变之证。

下 疳

案 93　解毒养血下疳止，秘本奇方阳道复

濮院[1]沈维德，患下疳[2]，前阴连根烂尽，溺[3]从骨缝中出，沥灌肾囊[4]中，哀号痛楚，肛门亦复烂深半寸，载至余家，止求得生为幸。余亦从未见此病，姑勉为治之。内服不过解毒养血之剂，而敷药则每用必痛，屡易其方，至不痛而后已。两月后结痂能行，惟阴茎仅留根耳。余偶阅秘本[5]，有再长灵根[6]一方，内用胎狗[7]一个，适余家狗生三子，取其一，泥裹煨[8]燥，合药付之。逾二年，忽生一子，举族大哗，谓人道[9]已无，焉能生子？盖维德颇有家资，应继[10]者怀觊觎之心[11]也。其岳[12]徐君密询之，沈曰：我服药后阳道[13]已长，生子何疑？徐君乃集其族人共验之，阳道果全，但累[14]生如有节而无总皮。再期[15]又生一子，众始寂然[16]。远近传之，以为奇事，今犹有述之以为异闻者。

附　再长灵根方五十日复生效。

煅乳石三钱五分　琥珀七分　朱砂六分　人参一钱　真珠七分　牛黄四分　真水粉五分　胎狗一个　雄黄六分

用灵仙、首乌、大力子、蓼草汁煮一昼夜，炒如银色。上为末，每服三厘，日进四服，卧又一服，俱以土茯苓半斤，阴阳水[17]十二碗，煎五碗，连送五服，七日验。

雄按：煮一昼夜而炒如银色之药品，即上文煅乳石等九味也。详玩文义，似宜移上字于用字之上方顺。第胎狗煨燥必黑，全狗分两，又必数倍于诸药，同煮同炒，不知何以能如银色，是必煨时不令黑也。

【注释】

[1] 濮（pú）院：地名，今浙江嘉兴一带。

[2] 下疳（gān）：指发于男女外生殖器部位之疮疡。见《外科正宗》卷三。又名妬精疮、疳疮。多因接触或与患此病人性交而传染，好发于男子阴茎、龟头、包皮，女子大小阴唇、阴道等部位。

[3] 溺（nì）：同"尿"，指小便。

[4] 肾囊：即男性阴囊。

[5] 秘本：犹秘籍，指珍藏而罕见的图书或版本。

[6] 灵根：此处指男性阴茎。

[7] 胎狗：指初生之狗。

[8] 煨：中药制法之一。指将药材用湿润面粉包裹，在锅里炒热的滑石粉中加热至外皮焦黄为度；或层层隔纸加热，以除去部分油分。

[9] 人道：指男女交媾。

[10] 继：继承，承接。

[11] 觊觎（jì yú）之心：指非分的希望或企图。

[12] 岳：指妻子的父亲，简称岳。

[13] 阳道：指男性生殖器，即阴茎。

[14] 累（lěi）：连续，重叠，堆积。

[15] 期：一周年。

[16] 寂然：形容寂静的样子，表示不再议论。

[17] 阴阳水：取天上未沾地的雨水，和从未见天日的井水地下水相合而成。李时珍《本草纲目·水部·地水·生熟汤》："以新汲水、百沸汤合一盏和匀，故曰生熟。今人谓之阴阳水。"功能调中消食。

【赏析】

下疳是以外生殖器（阴茎、龟头、包皮、会阴部）肿痛，溃烂为特征的一种外科疾患。该病病名首见宋·窦汉卿《疮疡经验全书》。宋以前称"妬精疮"，宋以后又称"阴蚀疮"，根据病变部位不同，又有"鱼口疮"、"便毒"、"蛀疮"、"瘙疳"等称。古代有关下疳的论述十分丰富，其中以《外科正宗》最为完善。该书对本病的发展转归及预后均作了详细论述，如《外科正宗·下疳》谓："初起不红不肿，睡不举阳，玉茎微损，小水自利者轻，……初起小便淋沥，次损阳物，坚硬作痛，腐烂渐开者险。已成溃腐内攻，伤损玉茎，色紫无脓，疼如针刺者重。"明确的区别了轻、中、重等不同症候表现。清·吴谦等《医宗金鉴·外科心法》对下疳病名作了详细归纳，其谓："生于马口之下者，名下疳；生茎之上者名柱疳；茎上生疮，外皮肿胀包裹者名袖口疳；疳久而偏溃者名腊烛疳；痛引睾丸阴囊肿坠者名曰鸡瞪疳；痛而多痒，溃而不深，形如剥皮烂杏者名瘑疳；生马口旁有孔如棕眼，眼内作痒，捻之有脓出辅名旋根疳。"这一分类方法，后世在诊断上多尊此说。其病因可由感染湿热毒邪，交合不洁，或淫欲过度，败精浊血瘀滞而成。初期多属毒热实证，日久不愈多为正虚邪恋，本虚标实之证。

此案患者前阴连根烂尽，波及肛门，尿从骨出，沥灌肾囊，其病少见，又如此重，徐氏勉为治之。内外并施，内以解毒养血，攻补并进；外以解毒消痈，排脓生肌。细细调治，屡易其方，治疗两个月后方痂结始行，然阴茎仅剩其根。徐氏博览群书，见多识广，予再长灵根秘方服之。两年后患者阳道复全，先后生育二子，一时传为奇闻。疳疮医者虽见不多，但徐氏能守其法，随其治，谨守病机，各司其宜。授人以鱼，不如授人以渔，举一隅能以三隅反，可见徐氏医术之活法也。如此下疳重证，毒热内盛，经服药后痛减结痂，再予强阳益精通脉生肌之再长灵根方，阴茎复生，并能举子，可谓奇迹。

筋 瘤

案 94　小儿筋瘤似驼疾，舒筋收口身直痊

苏州一小童，背上肿大如覆碗，俯不能仰，群谓驼[1]疾也。或戏[2]余曰：君能治奇疾，若愈此，则我辈服矣。其父母以余为果能治也，亦力求焉。余实不知其中何物，姑以腐药涂上，数日皮开肉烂，视其肉，如蚯蚓者盘结数条。细审之，乃背上之筋所聚也。余颇悔轻举[3]，急以舒筋收口丸散，外敷内服，筋渐散，创渐平，肤完而身直矣。此筋瘤[4]之一种也。哄传[5]以余为能治驼疾，从此求治驼者云集，余俱谢不能，此乃幸而偶中。古人并无此治法。癸未入都[6]，尚有人询及者，余谢无此事而已，存此以识异。

雄按： 洄溪神于外科，读其所评《外科正宗》等书，已见一斑。是编列案仅十余条，然各大证治法略备，洄[7]痈疽家赤文绿字[8]之书也，可不奉为圭臬[9]哉！

【注释】

[1] 驼：身体前曲，背脊突起像驼峰。

[2] 戏：捉弄，开玩笑，调侃。

[3] 轻举：轻率行动。

[4] 筋瘤：是以筋脉色紫、盘曲突起如蚯蚓状、形成团块为主要表现的浅表静脉病变。

[5] 哄传：众口传扬，纷纷传说。

[6] 癸未入都：结合灵胎生平，应为辛巳年（1761）入都，是年灵胎69岁，而非癸未年（1763）。

[7] 洄（xún）：见前案9下注释4。

[8] 赤文绿字：是古代传说中的一种吉祥征兆，谓江河所出图箓皆为绿色，

或用朱书刻于石碑上，故云。相传伏羲受《龙图》于河、《龟书》于洛时，龙马、龟背上全是赤文绿字。此指重要理论，比喻灵胎之书为神授天书。

[9] 圭臬（guī niè）：古代测定日影时间的器具。圭，古时的测日影器；臬，古时射箭的标的。圭臬，此处比喻典范，准则。

【赏析】

灵胎神于外科，此案可见一斑。驼乃骨病，多不可治；此为筋瘤，或可痊愈。《外科正宗》云："筋瘤者，坚而色紫，垒垒青筋，盘曲甚者结若蚯蚓。"筋瘤者，下肢最为多见。多由气滞血瘀，筋脉纵横，或寒湿侵袭，凝结筋脉，筋挛血瘀，阻滞络道，而成块成瘤。此案患儿背肿大如覆碗，俯不能仰，自与骨病之驼疾不同。病家听信他医，言徐氏能治，遂恳求徐氏一诊。徐氏亦不知背上肿下之物何如，暂予腐药试治，待其皮开肉烂，细审观之，乃为筋瘤。筋瘤一证，不与痈疽肿疡同，乃是气血凝结筋脉所致，治宜理气活血舒筋即可。腐其肉，破其皮，开其口，治非所宜也。徐氏悔其盲目轻举，后急予舒筋收口之药内服外敷，筋散肤平而身直。筋瘤者，下肢多发也，今发之于背，实属罕见，是故徐氏记之告后人以别之。时下诸人皆哄传徐氏能治驼疾，徐氏俱谢不能，谦称前案乃偶中也。以至后来徐氏入京都仍有人询及者，徐氏皆否认此事。失而自省，后以诚之；成而自知，幸而不彰。足见徐氏行医不卑不亢，不仅医术高明，德行亦甚谦恭，实为后世医者之楷模。

外科小结

灵胎治疗外科，辨证精准，方法灵活，内外同治，屡起沉疴，故王孟英赞其"神于外科"。《洄溪医案》所录外科医案仅 21 案，然个个精彩。现将灵胎治疗外科特点小结如下：

一、重视辨证，内外合治。

针对当时的外科医生不辨虚实，徒恃外治法的状况。灵胎提出"凡言外科者，未有不本于内科者也，若不深明内科之旨而徒抄袭旧方，以为酬应，鲜有不蹈橐驼肿背之诮矣"（《疡科心得集》序）。内科是临床各科的基础，内证、外证虽有不同，然其理则一，所谓："医理药性无二，而法则神奇变幻"（《理瀹骈文》）。故欲为外科，必通于内科之理。其治疗外科疾病，往往内治法和外治法结合，根据病情需要，灵活使用散剂、煎剂、丸剂、膏剂、栓剂等各种剂型，并配合使用刀针之法。如案 90 即是多法合用，而治愈已成脓之肺痈。案 81～85、88、89 等均为内外同治。

他认为"诸痛痒疮，皆属于心"，故"外证俱属火，苟非现证虚寒，从无用热药之理"，多以清热解毒之品内服外敷（如案 84～86）；反对滥用温补，即使为阴证，亦不可单用桂附之品，只须畅通气血，调和营卫（如案 87）；不可过补，人参不可多用久用，灵胎用时多以少量参末加入（如案 81、84）。

二、重视人体正气，尤重脾胃。

人体是一个有机整体，外科之疾病位虽在于表，然受脾胃化生之气血滋养。有胃气则生，无胃气则死（如案 77），故调治过程中须注意胃气盛衰，尤其在一些危重病证中可以此判断预后，（如案 81、84）。对于正虚不能托毒外出者，重用黄芪（如案 84），或内托配合外治法。案 92 乳痈不愈，群以为不治，然从其脓"厚而且多"，饮食不差，灵胎断其"非恶证"，尚可治愈。对于虚痰流注，常用扶正祛邪之大活络丹（如案 76、78）。

三、善用围药，反对滥投毒药。

对于痈疽之证，灵胎重视围药的使用。他认为："人之一身，岂能无七情六欲之伏火，风寒暑湿之留邪，食饮痰涎之积毒？身无所病，皆散处退藏，气血一聚而成痈肿，则诸邪四面皆会。唯围药能截之，使不并合，则周身之火毒不至矣。其已聚之毒，不能透出皮肤，势必四布为害，唯围药能束之使之不散漫，则气聚而外泄矣。如此则形小顶高，易脓易溃矣。故外治中之围药，较之他药为特重，不但初起为然，即成脓收口，始终赖之，一日不可缺"（《医学源流论·围药》）。围药使用当贯穿治疗过程，直至收口（如案83～89）。对于一些范围较大，或者位置不太好的体表痈疽，灵胎多在用围药控制病变范围的同时，以护心丸护心，以防毒气攻心（如案79、83～85），不可滥投三品一条枪等峻猛有毒之品，体虚之人尤当戒之（如案86、91）。

四、明辨主证兼证、标本缓急，注意调补善后。

外科疾病虽以清热解毒为大法，但亦应注意主证兼证、标本缓急的关系。若见亡阳急证则又急当治标，处以参附汤类回阳救逆（如案80），伴出血则治止血（如案83、84），久不收口除益气托毒外，还可外敷生肌解毒之品（如案78、84、88、92等）。如患者不信任医生，则不可强治。如案90、91病发之前，灵胎已有预料，但患者不信，则不可处方，否则"若一用药而毒大发，则反以为病由药作"。同时，外科病证的发生，与机体内在脏腑功能失调常有关系，故对于一些较为严重的外科病证，不可一见收口便即停药，宜调理善后。如案88调理两月收全功，案89未听灵胎之言，第二年春季病发而亡。对于比较严重的病证，应医患双方共同努力，方能收到良好的效果。

附录：徐灵胎生平及学术思想

徐大椿（1693～1771 年），又名大业，字灵胎，晚年自号洄溪老人，江苏吴江人，清代雍乾年间著名医学大家。

一、生平简介

（一）出身望族，天资聪颖

清康熙三十二年（1693 年）五月十五日，徐灵胎出生于江苏吴江县下塘毓瑞堂一个士族家庭，其家族"代有科第"，曾祖父徐韫奇为诸生领袖，授翰林院检讨，兵农医卜，天官地利，无不通晓，著有《文体正伪》《医略》等书数十卷。祖父徐釚，康熙十八年举博学鸿词，授翰林检讨，纂修明史。未几罢官归田，杜门著书，工词善画，为清初著名辞章家，著有《菊庄乐府》。父徐养浩，考授州司马，不就选，老于家，精水利，曾聘修《吴中水利志》。养浩有五子，灵胎居长，下有如桐、如彬、景松、景柏四位弟弟。

灵胎自幼聪颖，关于其出生，还有一个颇具传奇色彩的故事。据其逝世前半年的自传《征士洄溪府君自序》（简称《自序》，下同）记载："余生前三日，有僧来家，向先祖曰：我有一弟子寄汝，是时贫衲不能来，遣苍龙送来矣。三日，见一僧入堂直进，追呼莫得，内即报生余。庶母顾孺人取米煮汤，母饮，见有金色大蛇盘旋而去，想即苍龙也。先祖因即名余曰徐大椿，字灵胎。"此为灵胎对自己诞生、名字来历的描述。古代传说大椿长寿，其祖为之起名"大椿"、字"灵胎"，也寄寓了家族长辈美好的愿望与祝福。

灵胎 7 岁入塾学，14 岁学时文，18 岁研究水利书籍，20 岁拜周意庭为师，据清代著名文学家袁枚《徐灵胎先生传》记载："先生生有异禀，聪强过人。"身材修长，额头宽阔，声如洪钟，卓尔不群，"一望而知为奇男子"。《清史稿·列传二百八十九》亦言其"生有异禀，长身广颖，聪强过人"。但灵胎在《自序》则谦虚地说："余生而资质中下，七岁入塾，日诵数行，尤复善忘，师不之奇也。"

七岁时灵胎进入学堂读书，当时的他并没有显现出特别过人的才智。入学之初课业还比较轻松，每日只是背诵几行经文，但他常常转身即忘，因此，私塾先生并不太重视他。随着年岁的增长，情况有了变化，十四岁的时候，私塾中开始教授时文（八股文），灵胎的学业比其他同学都要优异些，授课先生认定他是可造之材，开始对他青眼有加，着力培养。但灵胎素来志气高异，不屑于凡俗大众易学之术。当他从先生那里了解到以自己的资质，数年后就能在时文上获得很高造诣，但时文之路的发展有限时，就下决心放弃对时文的学习，转向终身无止境的经学。而喜欢挑战困难的他，在研究之初，就把目标放在了经学中最难的《易经》上。他一旦对某样事物发生兴趣，就废寝忘食，一门心思深入研究。他把家中所藏注解《易经》的书籍汇总到一起，参考诸家之解，细细研究推敲，读懂之后，再进行下一条目的研究。如此，常常学到深夜。在《易经》之外，还旁及诸子百家，其中对《道德经》、《阴符经》尤有心得，著有《道德经注释》、《阴符经注释》，并被收入《四库全书》中。

（二）博学多才，不慕功名

灵胎二十岁时师从同乡先辈周意庭，自此功课益进，是年考中庠生（秀才），更名大业。地方上录其为廪膳生，位列38名，经江苏督学推荐参加乡试。那时候，获得秀才资格的人可以参加州府里的考试（乡试）。考中则升为举人，步入官场。家中长辈十分高兴，但灵胎逐渐发现自己为科举而读的那些书，讲的多是些不切实用的陈词滥调。读书人为应付八股考试，只能死背经书。终日读得昏昏沉沉，却没有一点实际能力，到头来什么事也做不了。科举八股不知埋没了多少年轻人的青春和创造力。他从心底里厌恶科举，鄙视八股，这种态度，长辈们当然不会赞成。他们要他专心读书，再去应考。到了乡试那一天，灵胎勉强去应试了。他没有认真答卷，却在考卷上题了一首诗，其中两句说："徐郎不是池中物，肯共凡鳞逐队游？"把科举考场比作一池死水，把迂腐平庸的秀才们比作鱼虾，以此抒发自己不随流俗、胸怀天下的抱负。考官们看到他的诗，十分恼火，以违反学规为理由，把他除名了。从此，灵胎摆脱了利锁名缰的羁绊，专心一志纵览群书，以全部精力用来钻研各种实用的学问，在学术和事业上打下坚固的基础，终于取得了多方面的伟大成就。

灵胎聪颖过人，精力充沛，求知欲强，多才多艺，每天读书学习到半夜，而父母老师都不知道。他刻苦力学，书海泛舟，虽目暗神昏，犹手不释卷，"严寒雪夜，拥被驼绵"，往往读到"鸡鸣三唱"，"夏月蚊多，还要隔帐停灯映末光"（《洄溪道情》），"口不绝吟于六艺之文，手不停披于百家之编"。这样坚持下来，不仅在医学上取得了卓越的成就，同样，即便在天文、历算、史地、音律、击刺、兵法、水利各方面的造诣，也令人叹服。《徐灵胎先生传》记载："凡星经、地志、九宫、音律，以至舞刀夺槊、勾卒、嬴越之法，靡不宣究，而尤长于医。"

其父徐养浩精于水利，对他影响甚大。灵胎十八岁时在父亲的建议下，留心"经济之学"，学习水利之术，并得其要领，对东南一带水利的治理工作进行深入的研究。除了书本上的探讨以外，他还时常泛舟出游，一方面亲历各地，深入现场实地察勘；同时博访周询，向当地群众学习。因此，他对东南一带水系的形势利弊了解得十分精确，而所表现的成绩，也最突出。像他这样能动地把认识和实践互相联系、统一起来的治学方法，是要比当时一班水利大员和河工专家们高明得多了。雍正二年（1724 年），官府在吴江境内大开塘河，拟订的施工计划是估深六尺，紧靠塘岸起土；由于这一计划定得很不够切实，工程一开始就存在了不少的困难。他向官方力争，指出了"开太深则费重，淤泥易积；傍岸泥崩，则塘易倒"这一串问题的严重性。地方官采纳了他的意见，改缩浅短，离开塘岸一丈八尺起土；这一来，不仅工费减省了 30%，而且塘基巩固，全部工程质量合于规格。乾隆二十七年（1762 年）江浙大水，江苏巡抚庄有恭，要开震泽七十二港，以泄太湖下流之水。灵胎又争辩说："误矣！震泽五十余港，非太湖之下流也。惟附城十余港，乃入江故道，此真下流，为所当开浚者。其余五十余港，长二百余里，两岸室庐、坟墓以万计，如欲大开，费既繁重，而伤民实多。且恐湖泥倒灌，旋开旋塞。此乃民间自浚之河，非当官应办之河也。"庄有恭以灵胎意见上报，朝廷批准，于是以工代税招集民工，百姓不受骚扰工程得以完成。

二十岁时，灵胎又对天文产生了兴趣，每夜拿着《天星图》仰望星空，对图观星，结合汉晋的天文学知识，考证星体的运行，如此钻研半年，对天星已"周尽识之"，旁人"不能欺矣"。

灵胎幼时体质较柔弱，却性好动，至成年后饭量方才渐大。二十岁时听说练习可以使力气增长，于是开始学习武艺。两年后可举三百斤，身亦便捷。以后又学习了散打、母子枪棍技击之法，勤加参悟练习，达到了很高的水平，面对比自己强壮的敌手，也可"不受制于人"，能"以弱胜强"。

灵胎的祖父徐釚，著有《菊庄乐府》，精通音乐词曲；加之其授业之师周意庭为名家高徒，身秉绝学，亦精音韵乐理，灵胎于此得益匪浅。受此影响，秉承家学，灵胎擅长音律，又善填词作曲，所著《乐府传声》，总结了明代魏良辅等曲家的经验。并予以发展，并对唱法的分析和研究非常详密，在中国古代音乐史上占有非常重要的地位。被评价为"发千古歇绝之秘龠，而昭明疏析之"（《〈乐府传声〉序》）。另著有《洄溪道情》，"道情"属于散曲的分支，目前流传下来的仅有《板桥道情》和《洄溪道情》。近代著名戏曲史家任讷《曲谐》说："今世但知郑板桥有其词，而不知徐灵胎实定其制"，充分肯定了徐灵胎对于道情曲的贡献。乾隆七年（1742），灵胎的母亲患眼疾，视物不清，无以为娱，于是请老艺人卫天衢至家，招二童子教之唱曲，以博母欢。唱的是世俗戏曲，尽有音乐而无字，灵胎就说："何不遵四呼五音而出之？"卫说："此不可入管弦。"灵胎说："我试唱而你吹之。"果然非常协调，卫遂佩服，就以其法教童子，音高节明，迥非凡响，其母大悦。

灵胎博学多才，淡泊名利，品德高尚。据其《自序》和《徐灵胎先生传》中记载，灵胎平时事亲至孝，为人忠厚，有家贫不能安葬、断炊无粮的，他都必予以周济；修筑道路桥梁等，见义必作。地方官员向他询问有关地方（民生、工程）利弊的意见，他都会根据自己掌握的知识给予建议，对地方多有裨益。

（三）家庭变故，自学成医

　　灵胎于医学造诣最深，那么他是怎样走上从医之路的呢？据其自述，"余弱冠时，家多疾病，先世所藏医书颇多，因随时翻阅"（《慎疾刍言》自序）。他的三弟患痞病，其父遍请当地名医治疗，这样经常就能与这些医生谈论病情和药物的知识，又亲自制药，使他懂得了一些医药道理。后来他的四弟、五弟、三弟接连因病而亡，父亲因悲悼过度而病，终年医药不绝。

　　这种情况让灵胎非常痛心。他深感医学的重要，也气愤于当时庸医之医术低下，加上祖父留有数十种医学藏书，使灵胎终于走上了自学成医的道路。出发点很简单朴实，就是上以疗君亲之疾，下以拯骨肉之厄。他开始发愤学医，虽然这时灵胎已人到中年，但学习的劲头丝毫不动摇。他潜心攻读，朝夕披览，苦苦钻研，从《黄帝内经》至元、明诸医书，广求博采，达万余卷。继承了自张仲景至宋元以来诸家学说，并融会贯通，用之于临床，收益颇深。而且他不仅看重书本理论的学习，还十分重视实践知识的积累，不断总结各种病例医治的经验和教训。灵胎行医前后50年，胸有实学，经验丰富，疗效不凡，"其临床证焉，必审夫阴阳表里寒热虚实；其立方焉，必明夫君臣佐使配合监制。所谓治疗必求其本，用药一如用兵"（《医略六书·序》）。其医学修养日高，声誉逐渐传遍大江南北，患者莫不感颂其德，同道皆能心折诚服。袁枚先生为他作传称："每视人疾，穿穴膏肓，能呼肺腑，与之作语。其用药也，神施鬼设，斩关夺隘，如周亚夫之军，从天而下。诸岐黄家，目瞪心骇，帖帖耆服，而卒莫测其所以然"，虽略有夸张，然其医术高明可见一斑。

　　家庭的阴影使灵胎在看病时不敢有丝毫的马虎和草率。他知道自己的每笔下去都涉及到一条鲜活的生命。他对待病人，认真热情，不问贫富，一概精心诊治。从望、闻、问、切到处方用药，病案书写，都认真负责，毫不马虎敷衍。其中对于一些贫穷病人，常送医赠药。有些没钱治病的人，只要让他遇见了，他总是慷慨解囊送药上门，直至病人痊愈为止。灵胎行医看病时已年近半百，医术是"不鸣则已，一鸣惊人"，他精通内科、儿科、妇科，对外科伤科也颇有研究。在关键的时刻，尤其是疑难杂症，他果断采取措施，大胆用药，使许多久治无效的病人，到他手中便奇迹般地治愈了。远远近近竟有不少人把他当作神医。

有一次，抬来了一位病妇，面色苍白，额上淌着黄豆般的汗珠。病妇双膝针刺般剧疼，不能站立。徐灵胎琢磨片刻后，就让人把病妇用厚褥单裹起来。让其全身发热，大汗淋漓，过后，立刻用双手不停地推拿按抚双膝，一次，两次，……几次下来，没有服药，病妇顿觉不疼了。

又一次，有户人家添了一个男孩，可是，小孩浑身好像没有皮肤，形象可怕也招人可怜。有人见了便说这是妖怪，要快快丢弃。徐灵胎闻讯后立刻赶到那里，检查过婴儿后，叫病儿父母不要轻信流言，世上没有妖怪，这是一个没发育好的病儿。他叫人将糯米打成薄片拌药后紧紧粘合在婴儿身上，外面再用绢布包扎好。夫妻俩十分感激，都说是灵胎救了这条小生命。

还有一次，有一拳师胸部受重伤昏迷不醒，"气绝口闭"，许多医生都摇摇头说没希望了。病人家属在无望中请来徐灵胎。灵胎到后听病人眷属述说了拳师受伤的经过，细细察看了拳师的伤势，不动声色用力在拳师的臀部上端拍了三下。片刻，病人一阵蠕动，呕出了大滩淤血，醒过来了。这件事霎时传遍了四乡八邻，也惊动了官员——就这三巴掌，将一个已经宣判死刑的病人救活了，简直像天方夜谭。

灵胎医德高尚，医风诚笃，医患间情深义重，尤足称道。如杨某之病，时医误用人参，已耗资千金，而病重且危。其父谓徐公曰，治愈彼儿，愿以千金为酬。灵胎曰："此可动他医，余无此例也，各尽其道而已。"结果病治好，仅收了八文药钱。至于为贫病赠药，亦常见之，其他医德事例尚多。又如沈叟患邪内陷呃逆，灵胎又有扬州之行，乃托尤在泾治疗，尤氏亦清代名医，可见灵胎托嘱之慎。唐某患对心发（病名）求徐治，其家在远隔百十里之外，灵胎乃收留其家，嘱人旦暮换药，已近收口，因冒风证大变，适灵胎归，速予风药得汗而愈。在当时收治病人在家医治看护，实难能可贵。此类病例还有很多，数不胜数。

（四）两次进京，从容仙逝

灵胎医名远播，上达清廷。乾隆二十五年（1760），灵胎六十八岁，乾隆帝访名医于诸大臣，大司寇秦蕙田推荐灵胎，得到了乾隆的首肯。九月，文华殿大学士蒋溥生病，乾隆下令招徐灵胎诊治，遣人礼聘，但灵胎因病未能成行。二十六年正月，徐灵胎病情稍有好转，乾隆帝乃下廷谕命抚军陈宏谋送来京。到后与其他御医一起为蒋溥诊治。蒋溥是雍正八年的状元，字质甫，号恒轩，常熟人，著名画家，是乾隆皇帝信赖的重臣，当其他医生不敢直言病情时，只有徐灵胎实言相告："疾不可治"，并预测死亡日期，"过立夏七日则休矣！"果真没过几天，蒋溥病情加重。乾隆欣赏徐灵胎的才学及诚朴坦率，欲留他在京城效力，但他以年迈为由，执意返乡，过自由自在的生活，最后于五月初四日放归田里。自此筑室于吴山之画眉泉，为静养之地，不再远行，闭户著书，以终余年。曾作诗句"一生那有真闲日，百岁仍多未了缘"以示意。

乾隆三十六年（1771），灵胎已经七十九岁了。有一次，忽然自叹说：我自审脉象，恐不过今年了，但觉心中有未了事，亦不自解其因。至十月二十五日，忽接诏书，再诏入京，始恍然说：向觉有未了者，就是此事呀！此时适卧病在床，犹立即起程，子徐爔随侍左右。在旅途中，病渐愈，精神转旺，餐饮有加。腊月初一到北京，精神复衰。过了三天，尚能从容议论阴阳生死出入之理。灵胎已预料到此次进京凶多吉少，所以是带着棺材一起出发的。他已预知死期，自作墓前对联，"满眼芳草仙人药，一径清风处士坟"，此联构思巧妙，对仗工整，大有"壮士一去兮不复还"的气概。另一副对联"魂归九泉，满腹经纶埋地下；书传四海，万世利济在人间"，则情调凄凉悲伤，伤感之中又寓以寄托，一代名医壮志未酬之惆怅心情，跃然纸上。至夜谈笑而逝，乾隆帝十分惋惜，赠儒林郎，赐金返回故里安葬。

二、治学之路与学术思想

灵胎之治医，既无家学渊源，又无师道传授，纯粹是自学成才。其广求博学，于古今杏林，当属罕见。但他的学医过程又是许多封建社会知识分子学医的典型经历。

灵胎出生于名门望族，从小受到四书五经等国学理论熏陶和培养，学有根柢，打下了坚实的国学基础，后因家中三个弟弟接连因病逝世，父亲也一病不起，方才走上奋发学医之路。他开始的出发点很朴素实际，即上疗君亲之疾，下拯骨肉之厄。历史上许多名医均是家中亲人患病而从医的。如古代的李东垣、傅山；近世之恽铁樵、唐宗海先生，均为此类。但灵胎的学习又有其个人的特色。

（一）从难治《易》，旁参理学

灵胎聪颖过人，求知欲旺盛，无论学文还是学医，都要穷源及流，从难处开始。他最开始学习时文时，成绩不错。老师鼓励他，他问："时文什么时候能写到最好？"老师说："苦学数年，就差不多啦。"徐问："那数年之后就不用学习了吗？"老师说："时文也就这样了，但是经学是没有止境的。"徐说："好，我干嘛要舍弃终生不能穷尽的经学不学，来搞这个几年就能搞好的时文呢？我要学经学！"又问老师："经学中哪个最难？"老师说："《易经》。"于是灵胎下决心放弃对时文的学习，转向"终身不可尽之学"经学。而喜欢挑战困难的他，在研究之初，就把目标放在了经学中最难的《易经》上。于是"取家藏注《易》者数种汇参之，有不能通者，尽心推测，久乃得之。"此为灵胎治学之最长处，也是其成功的主要原因，其一生治学都是按照这种路子走的。从最难处开始，从本源开始，既汇参诸家，又独立思考，知难而上，持之以恒，不半途而废，不轻易放弃，扎扎实实做学问。一般自学方法有两种，一种是由易入难，即以简易入门的书籍开始，待有了一定基础之后，再逐渐向难处深处研究，这是大多数人学习的一般规律。另一种则与之相反，为由最难处开始，此非灵胎之类天资聪颖者不能行也。《易经》文义深奥，艰涩难懂，为经中之经，其理深意宏，是中国文化之祖；加之医易相通，相得益彰，参通此经为灵胎日后治医产生了不可估量的影响。

同时灵胎对理学也有着深入研究，"又好览濂洛关闽诸书，每丙夜默坐潜阅"。濂洛关闽是宋代理学（亦称程朱理学）的四个主要流派，包括濂溪周敦颐（濂）、洛阳二程（程颢、程颐，即洛）、陕西张载（关）、讲学于福建的朱熹（闽）。虽然四个流派各有观点，但从总体上是对春秋秦汉以来儒家和道家思想的继承和发挥，将灵胎对阴阳五行学说的理解进一步深化。且宋代理学认为，为学之道，在于先明其理，格物致知；由此类推，灵胎认为习医的关键亦在明医理。即"为医者，无一病不穷究其因，无一方不洞悉其理，无一药不精通其性，庶几可以自信，而不枉杀人矣"（《医学源流论》）。而欲明医理，则必须读医书，尤其是读圣贤之书——《黄帝内经》和《神农本草经》，因为它们是医理之源。

（二）尊崇经典，追本溯源

灵胎治学严谨，主张追本溯源，穷源及流，先从经典著作入手，然后融会诸家之长，"循序渐久，上追《灵》《素》根源，下延汉唐支派"，"如是者十余年，乃注《难经》；又十余年而注《本草》；又十余年而作《医学源流论》；又五年而著《伤寒类方》"。此外，据灵胎于《难经经释序》中道："惟知溯流以寻源，源不得则中道而止，未尝从源以及流也。"他在《医学源流论·脉经论》中告诫后学："学者必当先参于《内经》、《难经》及仲景之说而贯通之，则胸中先有定见，后人之论，皆足以广我之见闻，而识力愈真"。其在《慎疾刍言·宗传》中又重申道："一切道术，必有本源。未有目不睹汉唐以前之书，徒记时尚之药数种，而可为医者。今将学医必读之书并读法开列于下，果能专心体察，则胸有定见。然后将后世之书遍观博览，自能辨其是非，取其长而去其短矣"。灵胎的学术思想根植于《内经》《难经》《伤寒杂病论》。有了这些经典理论的深厚积淀，才成就了他的《难经经释》《伤寒类方》《医学源流论》《兰台轨范》等佳作。

他主张"推求原本，仍当取《内经》《金匮要略》等全书，而后世之书亦当穷其流派，掇其精华，摘其谬误"，强调首先必须对经典著作进行系统学习，深入研究，以明脏腑经络，辨治大法，以及制方之义，药性之理，使学者先有准则，然后再博览《千金》《外台》以下诸书，这样才能明辨是非，博采众长，不至于众说纷纭，无所适从。灵胎这个倡导，在当地医学界很有影响，对于改进学风，提高医疗质量，都起了积极作用。

（三）注重元气，保全性命

灵胎毕生重视元气，保护元气，并把元气提高到"医家第一活人大义"的高度位置。他认为元气的产生是人的生命活动的开始，元气的衰竭是人生命过程的终结。他在《医学源流论》里以很大的篇幅论述了元气和生命以及疾病的关系，并专门写了"元气存亡论"一文。认为元气源于先天，根于命门，附于气血，布于脏腑，是人体生命活动的动力，脏腑的功能活动必赖元气的充养，才能发挥其正常的生理功能。元气可通过神气反映出来，故神气是元气的外观，因此，元气的盛衰是人生命存亡的关键，元气充则神气旺，元气衰则或病或死。灵胎认为，元气在"成形之时，已有定数"。人在四十岁前，日生日长，元气渐盛；四十岁以后，日减日消，以至元气渐尽而死。故在治疗一切疾病时，都要以保护元气和挽救元气为根本的前提。治疗上以扶正祛邪为基本原则，然当考虑其标本缓急，必须有的放矢，切忌浪用克伐之剂。

在这里灵胎进一步认识到，元气包括元阴元阳两个方面。肾之真水是元阴，命门之火是为元阳，阴阳相贯，水火既济，生化之机才会永恒不息。灵胎认为："命门为元气之根，真火之宅，一阳居二阴之间，熏育之主，而五脏之阴气非此不能滋，五脏之阳气非此不能发。"在治疗用药时，元阳不足患者须慎用升提发散之品；元阴不足患者，慎用辛热香燥伤阴耗津之剂。例如治疗血证，强调明辨阴阳，不可妄用升发之剂扰阳烁阴。阴虚久病血脱之人，可进生地、阿胶、三七等保阴止血之品；阴尽而阳无所附之时，可行参附回阳而后补阴之法。血脱后补血之法，不可重用人参升气助火、亦需避免滋腻滞胃，权衡法度之间，概不离阴阳相和之道。在用药上，亦提倡"轻药愈病"法，反对"专求怪癖"。

（四）针砭时弊，重在辨证

灵胎虽不遗余力地强调"保护元气"，但并非主张不顾情况的一味温补，相反，他对当时的温补时弊进行了大力匡正。当时许多医生受明代薛立斋、赵献可、张介宾温补学说的影响，不论何病，均用温补，以迎合病家"不怕病死，只怕虚死"

之心理，以致滥用温补，风行一时，"医者先以虚脱吓人，而后以补药媚人。浙江则六味、八味汤加人参、麦冬等药；江南则理中汤加附桂、熟地、鹿茸等药"，使病轻者重，病重者死。灵胎在《医贯砭》中对赵献可之说，痛加批判，指出"八味"、"六味"两方之滥用，偏补命门火之谬误，逍遥散统治五郁之偏颇，并提醒世人"惟大热大燥之药，则杀人为最烈"。然时医不以为然，病家不以为咎，喜服温补，虽死不悔。灵胎对此痛心疾首，又在《慎疾刍言》中明确指出："人之有病，不外风寒暑湿燥火为外因，喜怒忧思悲恐为内因，此十三因，试问何因当补者？大凡人非老死即病死，其无病而虚死者千不得一"。以此提醒世人切忌随波逐流，以迎合社会阿谀奉承之风。灵胎在著作中还对当时医家学识浅薄，既不精求医理，又不探讨临床诊治，"袭几句阴阳虚实，五行生克笼统套语，以为温补之地"，更有甚者，仅执一二温补之方，以为"执一驭万"而治百病，及滥用人参等时弊进行了强烈抨击。

为了纠正某些医家滥用温补的时弊，灵胎大声疾呼，恳切陈辞，要求医家在临床诊治中，应该审证求因、审因施治，"欲治病者，必先识病之名；能识病之名，而后求其病之所由生；知其所由生，又当辨其生之因各不同，而病状所由异，然后考其治之之法"（《兰台轨范·序》）。注意区分主病、主证及兼证，结合病人体质和具体病情，进行辨证处方用药。他对于方药的配伍运用，也提出了独到见解，如提倡主方主药，重视脏腑经络辨治等。

当然，灵胎批判温补，旨在纠偏，并非全盘否定。他虽将《医贯》批判得体无完肤，但仍承认其中有正确的"论断"，承认赵献可有"一隙之明"。这体现了灵胎既力排众议，敢于直言不讳针砭时弊，而又实事求是，明辨是非的精神。

（五）以方类证，研究《伤寒》

灵胎尊崇经典，对《内》《难》及《伤寒杂病论》等古典医籍进行了深入研究，其中对《伤寒论》造诣尤深，认为研究此书，必须以探讨仲景的辨证论治和方证法度为主。他研究的方法就是"以方类证"，因"方之治病有定，而病之变迁无定，知其一定之治，随其病之千变万化而应用不爽。此从流溯源之法，病无遁形矣至于用药，则各自条理，解肌发汗，攻邪散痞，逐水驱寒，温中除热，皆有主方，其加减轻重，又各有法度，不可分毫假借"（《伤寒类方·序》）。

《伤寒论》中113方，灵胎归纳为桂枝汤、麻黄汤、葛根汤、柴胡汤、栀子汤、承气汤、泻心汤、白虎汤、五苓散、四逆汤、理中汤、杂方等十二类，除杂方外，其余十一类，每类先列主方，并罗列有关证治条文及同类诸方。如理中汤类，凡《伤寒论》中有关理中汤的主治诸条，均列于理中汤主方下，其次列入真武汤、附子汤、甘草附子汤、桂枝去桂加白术汤、苓桂术甘汤、芍药甘草附子汤、桂枝人参汤等八方，其他各方类亦皆如此。这样，既把伤寒论诸方作了类分，同时，也加深了对同类诸方随证加减运用的理解。正如他所说："其方之精思妙用，又复一一注明，条分而缕析之。随以论中用此方之症，列于方后，而更发明其所以然之故，使读者于病情药性，一目显然，不论从何经来，从何经去，而见症施治：与仲景之意无不吻合"。这样类方相聚，方统条文，利于学习，对后世研究《伤寒论》影响甚大，对临床施治颇有实际意义，很受后世医家的重视。

三、著作简介

徐灵胎精研中医经典，经验丰富，临证如神，每起沉疴，在中医学史上是一位颇有影响的医学大家。他勤于笔耕，一生著述颇丰，其著作可以分为医学著作、评点他人医书的著作和非医学著作三类，医学方面的代表作主要有《难经经释》《神农本草经百种录》《医贯砭》《医学源流论》《伤寒类方》《兰台轨范》《慎疾刍言》《洄溪医案》《徐批临证指南医案》《徐评外科正宗》等。

《难经经释》分为上下两卷，是灵胎最早的医学著作，被收入《四库全书》，至今仍是《难经》较好的注本之一，成书于雍正五年（1727）。是年灵胎35岁，他认为《八十一难经》经文有不合《内经》之处，故引《内经》进行校勘，按八十一难顺序逐条进行诠释。先申述《内经》本义，必要时引证相关文字，后索其条理，随文诠释，或加按以推广经义。通过相互对照，分别异同，辨别是非，使《内》《难》二经相互发明。其特点是结合《内经》来解释《难经》经义，并有所阐发，其注释明析详尽，对经文有辨别、考证和校勘，立意新颖而晓畅。本书这种从源到流的独到注释方法，对《难经》研究具有重要参考价值，声望颇著。

《神农本草经百种录》一卷，成书于乾隆元年（1736）。灵胎认为，《神农本草经》记载药物365种，旧注只言其当然，不言其所以然，故"择耳目所习见不疑，而理有可测者，共得百种，为之探本溯源，发其所以然之义，使古圣立方治病之心灼然可见"（《神农本草经百种录·序》）。其从《神农本草经》中共选出常用药物100种，根据药物本身的形状、颜色、气味及土宜、时令来辨明药性，阐发义蕴；同时结合人体脏腑经络，探本溯源，论说药物所以能治病的道理，并阐述其治病之所以然。本书另一大特点是"医理必宗《内经》，引方俱出仲景"。

《医贯砭》共上下两卷，成书于乾隆六年（1741），是灵胎评议明代医家赵献可《医贯》而成。《医贯》一书阐发"肾间命门学说"，强调命门真火、真水的重要性，倡言命门之火是人体之本：一切外感内伤都来源于"火衰"，以六味地黄丸、八味地黄丸为主治方。灵胎针对《医贯》此说，节录《医贯》原文，逐段评论，阐述自己的见解。灵胎作此书的主要目的是倡导仲景辨证论治思想，纠正当时医界不经辨证，而拘泥于一、二成方，滥用温补治病之时弊。书中观点鲜明，倡导辨证论治，对清代学术繁荣也起了重要的推动作用。

《医学源流论》分为上下两卷，成书于乾隆二十二年（1757），为灵胎65岁所作。此书是灵胎的主要医学论文集，反映了其医学理论和学术思想，为其毕生治医的心得体会。该书主要是针对当时医界现状和弊端，从医学方面结合《内经》、《伤寒论》进行论说，明其渊源，正其异说。元气、经络、脏腑、脉、病、方药、治法到书论、古今等各方面，较为全面的反映了灵胎的治医心得体会，此书最能代表灵胎的学术思想，对后世医家和病家都大有启发。

《伤寒类方》一卷，成书于乾隆二十四年（1759），是对张仲景《伤寒论》的重编。他用以方类证之法，将《伤寒论》113方分为桂枝汤类、麻黄汤类、葛根汤类、柴胡汤类、栀子汤类、承气汤类等共12类。其后又附六经脉证、别症辨证、刺法等。每类先定主方，后附同类诸方，其方之精义，又一一注明，随文诠释，使读者能一目了然，如此以方类证，成为伤寒学派中以方类证的代表。

《兰台轨范》八卷，成书于乾隆二十九年（1764）。该书从方剂入手进行整理，除卷一的通治方和卷八的妇人、小儿证治外，其余六卷以内科杂病、时病及五官的证治为主，按照病证的性质，分列为风、痹和历节、痿、厥、虚劳、消证、伤寒等三十六门，七百二十余方。每门先叙述病原，次析脉证，再立治法；后列主治方药。书中诸病方论，全面贯穿了灵胎识病名、析病由、辨病状、定治法、列专方、详主药的学术主张，法度森严而条理清楚。各病证方论之下，灵胎多以附注形式说明诸方配合施用要点，而于疑似之处剖判尤为详尽。首《内经》，次《难经》、《伤寒论》、《金匮要略》，其未备者，又取《诸病源候论》、《备急千金要方》、《外台秘要》之法补充，对宋以后诸家及单方异诀亦有选择地采撷，使学者有所采，不致临证无措。这些切合临床实际的精辟见解，不但使其辑选的诸家方论得以融会贯通，而且充分反映了灵胎精湛的学识和临证经验，颇为后世医家所推崇。

《慎疾刍言》一卷，成书于乾隆三十二年（1767），为灵胎晚年之作。本书着重分析批判了医界的一些不良倾向，以告诫医家在诊病时应持谨慎态度，故称"慎疾"。《诗·大雅·板》："先民有言，询于刍荛。""刍"指割草；"荛"指砍柴。意思是说，有事须请教割草砍柴的人。"刍言"即草野之人所讲的话，古时指不甚高明的意见，此为作者的自谦之词。《慎疾刍言》，即劝诫医生在诊病用药时要采取慎重的态度。《慎疾刍言·自序》："乃世之医者，舍废古书，随心自造，以致人多枉死，目击心伤。数年前曾作《刍言》一册，欲以醒世，而鲜克听从……因复抠心挖骨，即《刍言》原文，更加痛快剖悉。实因悲悯填胸。不能自己，愿览者谅其苦心，虚怀体察。以之治人，则敬慎可以寡过；以之治己，则明哲可以保身。冀过信从之有人，庶绵斯道于一线。"书中以论文形式谈补剂、用药、中风、咳嗽等。灵胎著此书，奋起针砭医界时弊，如：病证不辨，笼统阴阳虚实；治法单一，一方通治而已；滥用温补，不怕病死，只怕虚死。书中强调辨证精细、立法严谨、用方中肯，值得后世借鉴。

《洄溪医案》一卷，为灵胎晚年撰著，约成书于乾隆二十四年（公元1759年），当时未即刊行。尔后由其弟子金复村珍藏，后浙江名医王士雄（孟英）见得该书抄本，观后十分赞赏，遂对原书进行校对编次附按，于灵胎身后85年（1855）首次刊刻问世。从医案数量和内容看，《洄溪医案》当是灵胎考究生平得意之案并汇抄而成，以备自励赏玩，而非其医案全集。全书共记载了93则医案，分为中风、恶风、周痹、痱、伤寒等56种病证，涉及内、外、妇、儿、时病等多科疾病。每案详述患者姓氏、居里、病因、病证及治则方药，辨证明晰，治法灵活多变，随证而施，有不少独到的临床见解。关于医案，徐氏曾说："故治病之法，必宜先立医案，指为何病，所本何方，方中用某药专治某症，其论说本之何书，服此药后于何时减去所患之何症。倘或不验，必求所以不验之故，而更思必效之法；或所期之效不应，反有他效，必求其所以致他效之故。又或反增他症，或病反重，则必求所以致害之故，而自痛惩焉。更复博考医书，期于必愈而止。若其病本不能速效，或其病只可小效，或竟不可治，亦必豫立医案，明著其说，然后立方，不得冒昧施治。如此自考，自然有过必知，加以潜心好学，其道日进矣。……若医者能以此法自考，必成良医，病家以此法考医者，必不为庸医之所误，两有所益也"（《医学源流论·治人必考其验否论》）。故其所选医案，均精当可法，深有用意。《洄溪医案》有如下学术特点：首先，篇幅短小，选案精要，叙述清晰，简洁流畅，夹叙夹议，均经灵胎精心选择，颇具代表性。每病少则一案，多者不过数案，或为疑难之病，或用出奇之法，或发点睛之论，不仅诊疗过程足资参考，也在阐释一种治疗的理念与法则。其次，叙述清晰，文笔流畅，常将诊疗过程与分析议论很自然地糅合在一起，无程式化或生硬的痕迹，既保障了学术性，又增加了可读性。第三，用药不偏不倚，大多平和轻灵，慎用大寒大热峻猛之药。第四，注重经典对临床的指导意义，很多案例中引据了《黄帝内经》等著作的原文或观点。通观全书，作者并不以治验自炫，故具体的诊疗细节往往略而不详，案中仅载治法、方名或主药数味。实是通过医案进行医学思想、医学规范、治学方法的教育，为研究灵胎临床经验提供了不可或缺的资料，对临床诊疗亦颇多启迪。